全媒体"健康传播"系列丛书

试管婴儿
不孕不育路上的幸运石

江西科学技术出版社

江西·南昌

图书在版编目（CIP）数据

试管婴儿：不孕不育路上的幸运石 / 伍琼芳主编 . — 南昌：江西科学技术出版社，2018.12

ISBN 978-7-5390-6665-3

Ⅰ. ①试… Ⅱ. ①伍… Ⅲ. ①试管婴儿 – 技术 – 基本知识 Ⅳ. ① R321

中国版本图书馆 CIP 数据核字（2018）第 274128 号

国际互联网（Internet）地址： http://www.jxkjcbs.com
选题序号： ZK2018560
图书代码： B18277-101

试管婴儿：不孕不育路上的幸运石　　　　　　伍琼芳　主编
SHIGUANYINGER: BUYUNBUYU LUSHANG DE XINGYUNSHI

出版发行 / 江西科学技术出版社
社址 / 南昌市蓼洲街 2 号附 1 号
邮编 / 330009
电话 / 0791-86623491
印刷 / 雅昌文化（集团）有限公司
经销 / 各地新华书店
开本 / 889mm × 1194mm
印张 / 5.25
字数 / 50 千字
版次 / 2018 年 12 月第 1 版　　2018 年 12 月第 1 次印刷
印数 / 1~15000 册
书号 / ISBN 978-7-5390-6665-3
定价 / 36.00 元

赣版权登字 -03-2018-437

加入"试管婴儿教育圈"
圆您一个父母梦!

不孕不育是困扰许多夫妻的一大难题,因生育问题而引起的家庭矛盾、感情纠葛越来越多,为了帮助有生育意愿却不能生育的夫妻科学地认识试管婴儿这一技术,我们准备了如下学习资料:

名医好课
免费学习

微信扫一扫
试管婴儿线上资源享不停

专家直播 HOT
专家直播教你
如何科学认识试管婴儿

视频资源
试管婴儿知识讲座
在线看

名医文章
名医好文章
免费分享

主编简介

伍琼芳，江西省妇幼保健院辅助生殖中心主任，教授、主任医师、硕士生导师。

中华医学会生殖医学分会第四届、第五届常务委员，伦理学组副组长、临床学组委员

江西省生殖医学分会第一届、第二届主任委员，江西省研究型医院学会生殖分会第一届主任委员

国家辅助生殖技术评审专家

现任《中华生殖与避孕杂志》编委、《生殖医学杂志》编委、《Human Reproduction Update 中文版》编委

主要从事生殖医学、妇科内分泌疾病等临床诊疗和研究，对体外受精－胚胎移植患者个性化治疗有丰富经验。

序 言
PREFACE

砥砺奋进，春风化雨。党的十八大以来，以习近平同志为核心的党中央把人民健康放在优先发展的战略位置，提出"没有全民健康，就没有全面小康""要做身体健康的民族"，从经济社会发展全局统筹谋划加快推进"健康中国"战略。

江西省委、省政府历来高度重视人民健康，积极出台实施《"健康江西2030"规划纲要》，加快推进"健康江西"建设，全省卫生健康领域改革与发展成效显著，医疗卫生服务体系日益健全，人民群众健康水平和健康素养持续提高。

江西省卫生健康委员会与江西省出版集团公司共同打造的"健康江西"全媒体出版项目，包括图书出版和健康教育平台，内容涵盖健康政策解读、健康生活、中医中药、重大疾病防治、医学人文故事、卫生健康文化、医企管理等内容。《全媒体"健康传播"系列丛书》是"健康江西"全媒体出版项目中一套优秀的、创新的健康科普读物，由相关领域的医学专家潜心编写，集科学性、实用性和可读性于一体。同时推出"体验式"及"参与式"模式，实现出版社、专家、读者有效衔接互动，更好地为读者服务。

对人民群众全生命周期的健康呵护与"健康江西"全媒体形式的结合，堪称一种全新的尝试，但愿受到广大读者的喜爱，尤其希望从中获取现实的收益。

江西省卫生健康委党组书记、主任

2018 年 12 月 5 日

由于环境污染、生育年龄推迟、工作压力大等一系列的原因，不孕不育的人数不断增加。据报道，不孕不育已经成为当今世界的第三大疾病，不孕不育夫妇占育龄夫妇的比例高达 10%~15%。根据中国人口学会、国家卫生和计划生育委员会（现为国家卫生健康委员会）发布的数据统计，我国不孕不育夫妇超过5000 万对，中国育龄夫妇的生育力已经出现下降趋势。

辅助生殖技术就是为了解决不孕不育应运而生的一门学科。1978 年，世界第一例试管婴儿诞生，她的诞生被认为是医学上的一大奇迹。经过 40 年的发展，试管婴儿技术日趋成熟，经受住了时间的考验和来自多方的争议。目前，世界上已经有超过 800 万例试管婴儿诞生，平均每100 个诞生的宝宝中就有 1 例是试管宝宝。

在试管婴儿的门诊中，我接触到很多期待又迷惑的面孔。有的结婚不到一年，就急急忙忙想要求助医生怀孩子；有的对生育知识一窍不通，错过了生育的最佳年龄；有的年轻时不懂得保护自己，反复流产，导致子宫粘连，内膜变薄，终身无法怀孕；高龄、卵巢功能减退患者的比例也在攀升……

有多少想要求助于试管婴儿技术，却因为对诊疗过程不了解、恐惧、担心而在诊室门外徘徊的男男女女；有多少已经在做试管婴儿，但是因为缺乏必要的诊疗知识，导致打错针、吃错药，甚至影响到试管婴儿进程的夫妇。这让我们着急，心痛！事实上，在患者来就诊时我们已经对试管婴儿的过程进行了阶段性的宣教，同时制作了宣传折页摆在大厅供患者参阅，但是因折页篇幅所限，内容片面，不能构成完整的知识体系，没有起到很好的为患者答疑解惑的作用。

大医治未病，健康科普对人们越来越重要。十九大以来，在国家大力推行健康教育的大环境下，我们也有义务和责任对试管婴儿技术进行宣传，让更多人了解不孕不育的知识，减少不必要的不孕不育发生，改变人们对试管婴儿技术的偏见，这也是我编著这本书的初衷。希望这本书可以帮助不孕不育夫妇早日圆为人父母的美梦。

目 录
CONTENTS

PART 1

国内外试管婴儿技术的发展史

国外试管婴儿技术发展史

随着社会的进步，科学技术的日益发达，医疗手段也有了飞跃的发展。在众多新兴医疗技术中，试管婴儿技术被公认为20世纪最重大的科学成就之一，这项技术使得医疗不但能救治生命，还能创造生命。

世界首例试管婴儿路易斯·布朗（Louis Brown）于1978年7月25日在英国诞生，她的出生震惊了全世界，被称为"世纪之婴"。她的出生伴随着父母的期盼，医生的骄傲，不孕者的希望，同时也引发了广泛的质疑和争议，人们担心从"试管"里培育的人不是正常人。路易斯从小就活在人们的密切关注下，所幸的是，她一直健康成长着，现如今已经40岁，和普通人一样结婚生子。

在路易斯出生的5年后，也就是1983年，首例捐献卵子试管婴儿在澳大利亚出生，他的母亲是一位没有卵巢的女性。供卵试管婴儿为没有卵巢、因疾病失去卵巢或过早绝经的女性带来了福音，让她们也有机会体验到为人母的快乐。

1990 年，世界上首例胚胎植入前遗传学诊断（PGD）试管婴儿在伦敦诞生。这项技术在 2000 年以后得到了推广，它通过培养胚胎后选取几个细胞进行基因的扩增，从而识别出含有异常基因的胚胎，并筛选出含有正常基因的胚胎进行移植。PGD 被盛赞为"开创了产前诊断新纪元"，使人们能对胚胎进行染色体层面的检测，从而优化胚胎，为染色体病、单基因遗传病的患者及携带者带来了福音。

1992 年，比利时首先应用了卵泡浆内单精子注射技术，该方案使得卵子受精率大幅提升至 70%，解决了男性精子数量少，精子畸形或无法正常移动导致的生殖问题。

2005 年，玻璃化冷冻技术的出现，使得冻融胚胎成功率达到了 90%~95%，和新鲜胚胎有了相似的成功率。这项技术通过移除细胞中的水分来快速冷冻胚胎，避免有害冰晶的形成，从而保留胚胎的效力。同时，玻璃化冷冻技术也运用在了冷冻精子和冷冻卵子上。早在 1953 年，精子冷冻技术便运用于人工授精，并建立了人类精子库。而卵子冷冻技术也为生育力下降的女性冷冻卵子备用带来了新希望。但目前卵子玻璃化冷冻技术还面临着诸多问题，如解冻的卵子受精后的胚胎着床率和妊娠率较低。

此外，卵巢组织的冷冻也是近年来生殖医学工程的热点。治疗恶性肿瘤的化疗、放疗对卵巢组织有不可逆的损伤，卵巢组织冷冻技术使得年轻的恶性肿瘤患者保留生育力成为可能。

1991 年，Cha 等成功获得了世界上第一例使用未成熟卵母细胞体外成熟技术（IVM）妊娠的婴儿。IVM 是指不使用或仅使用少量的促排卵药物后，从卵巢内获取不成熟卵子，在体外适宜条件下培养，使得卵子成熟并具备受精能力的技术。IVM 技术的出现使得卵巢组织冷冻和卵子冷冻技术的后续应用成为可能。

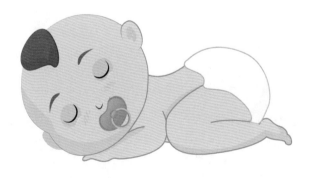

卵细胞质置换技术又称第四代试管婴儿技术，是通过显微技术将年轻健康的卵子细胞质移植到活力较差的卵子内，以提高试管婴儿成功率的方法。1998 年，Cochen 等通过该技术获得了第一例第四代试管婴儿。2004 年，我国第一例第四代试管婴儿在武汉诞生

现如今，试管婴儿技术已经渐渐被人们所接受，而作为"试管婴儿之父"的爱德华兹博士（Robert G. Edwards）也于2010 年因试管婴儿对人类的巨大贡献获得诺贝尔生理学或医学奖。

据统计，目前全世界已诞生了超过 800 万个试管婴儿，进入 21 世纪以来，大约每出生 100 个婴儿中，就有 1 个是试管婴儿。

国内试管婴儿技术发展史

20世纪80年代，北京大学第三医院妇产科的张丽珠教授得知了试管婴儿技术及相继有试管婴儿在发达国家诞生的消息，身在临床的她经常碰到很多因输卵管阻塞而无法怀孕的女性，于是率先和从国外修学回来的胚胎学家刘斌合作，进行了人卵的体外受精和早期胚胎发育实验并获得成功。当时的物质和资源都十分匮乏，专家们攻坚克难，经过查阅外文文献和不断尝试，终于在1988年迎来了我国大陆地区首例试管婴儿的诞生。尽管时间比世界首例晚了10年，但在我国生殖医学工作者的不懈努力下，我国的试管婴儿技术发展十分迅速。20世纪90年代，先后诞生了我国第一例赠卵试管婴儿、第一例解冻试管婴儿。1996年，从澳洲学习回来的中山大学第一附属医院庄广伦教授带来了新一代的试管婴儿技术，通过不懈的努力和探索，我国的第二代试管婴儿于在广州诞生，仅比国际首例二代试管婴儿晚 4 年，由此可见我国生殖医学的发展速度之快，与世界顶尖水平的差距正在慢慢拉近。1999 年，第三代试管婴儿同样在我国广州诞生。

对于试管婴儿，人们最关心的问题莫过于试管宝宝和自然受孕的孩子有没有区别，比如身体、智力、心理等方面有无健康问题。其实在试管婴儿刚刚诞生的时候，研究人员有着同样的担忧，并进行了大量的对比研究。2003 年，欧洲联盟公布的一项跟踪调查显示，试管婴儿和自然孕育的孩子一样健康，在身体、智力、心理发育等方面均表现正常。2009 年，美国也公布了一项较大规模的研究，得到了类似的结论。

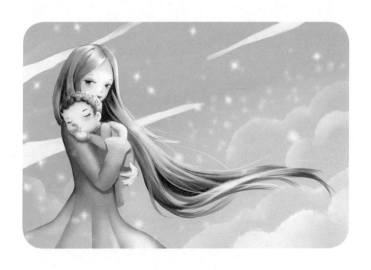

2018 年，人民日报也发表了大型报道说明试管婴儿和自然孕育的孩子没有区别。

据统计，我国不孕不育患者已超过 5000 万，占育龄人口的 12.5%~15%。不少不孕不育家庭因为对这项技术不够了解，持怀疑态度，徘徊在试管婴儿的大门前，错失了孕育下一代的最佳时间。为此，我们专门收集了试管婴儿相关的常见知识，为不了解试管婴儿的家庭和大众揭开这层神秘的面纱。

PART 2

试管婴儿的"三生三世"

正常宝宝的孕育过程

　　什么是试管婴儿？胎儿是在试管里孵化的吗？要回答这个问题，首先咱们得聊聊自然受孕的过程。女性怀孕的第一步就是"受精"，即精子和卵子的结合。那么在夫妻生活后，女性是怎么受精的呢？受精卵又是怎么在女性的体内慢慢变成孩子的呢？

　　一次同房之后，男性可排出约 3 亿个精子，不幸的是，大部分都会从阴道流出，只有一小部分有幸进入女性体内。这小部分幸运的精子，借着自己尾巴的力量向前摆动，过五关斩六将，通过阴道、子宫颈、子宫腔，最终到达输卵管壶腹部，等待卵子妹妹的到来。

　　精子从阴道到达输卵管，一般需要 1.5 小时左右。在这个漫长的行军中，精子兄弟们既要受到白细胞的吞噬，还要遭遇

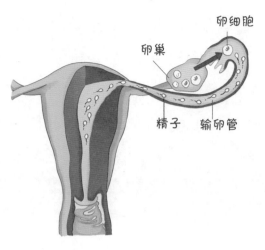

精子和卵子在输卵管壶腹部相遇

女性体内的种种阻挡和筛选，最终到达女性输卵管的，大约只剩一二百个。而如果此时，恰好赶上女性每月一次的排卵期（一般情况下为下次月经来潮前 14 天左右），排出的成熟卵子会被推送到输卵管壶腹部，卵子就能和精子相遇形成受精卵。

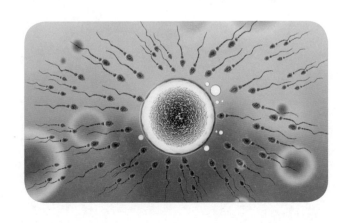

因此，自然状态的怀孕发生在女性体内，输卵管就是精卵相遇的"鹊桥"。在此环节中任何一方出现问题，都可能引起不孕，如男方精子数目异常，女方卵子无法排出，输卵管阻塞，存在子宫内膜异位症，或存在染色体病、基因病，高龄引发的生育力下降等等。

　　那么是不是只要受精完成，就可以完成整个胚胎发育了呢？当然不是的。通常情况下，受精卵形成之后会进行受精卵

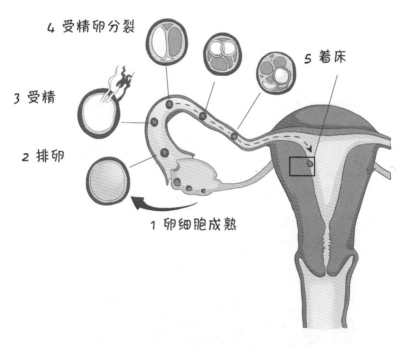

正常受孕

分裂（简称卵裂），如果这个时候的输卵管不是十分畅通的话，那么非常容易引起宫外孕。这也就是怀孕之后还要到医院进行B超检查，确认是否存在异常的原因了。因为宫外孕的早期症状和正常妊娠是没有任何区别的，但是宫外孕是一种不正常的妊娠方式，如果不及时发现的话，会危害到母体的健康甚至生命。通常受精后 3 天，受精卵会在输卵管卵裂成 8 细胞的桑椹胚，而后在受精后的第 4 天，细胞就会组团进入子宫腔，差不多 12 天的时候，整个胚泡就会都埋入内膜之中，这个过程就叫着床。大概半个月后胚泡着床到了子宫下 1/3 处，也就意味着胚胎已经安置好了，可以形成胎盘了，这个时候准妈妈就可以通过早孕测试纸来判断自己是否怀孕了。此后，着床的胚胎在妈妈的精心呵护下慢慢发育成长，终于在历经千辛万苦后，一个崭新的生命呱呱落地。

试管宝宝从无到有所历的"劫"

　　试管婴儿又称体外受精－胚胎移植（IVF-ET），顾名思义试管宝宝与自然宝宝最大的区别是精子与卵子的受精过程是在体外完成的，而后受精卵在体外发育 3~7 天再进行胚胎移植送回母亲子宫内，之后胚胎在子宫内着床和发育的过程与自然宝宝一样。这个过程看似简单，但是具体细划分下来，却分了很多的步骤。一个试管宝宝的诞生，就如同西天取经一般，要经历众多劫难，下面就让我们看看试管宝宝需要经历哪些"劫"。

　　第一劫，促排卵

　　正常情况下，女方在一个经期内卵巢会有多个卵泡同时发育，但最终只有其中一个能够发育成熟并被排出，等待精子的到来。然而在试管婴儿的精卵结合和受精卵发育过程中，会有一部分样品因受精、发育失败而废弃，所以为了提高试管婴儿的成功率，医生会安排女方使用一系列的促排卵药物，使一批卵泡同时发育，长大并且成熟。当然有一小部分女性因卵巢功能特别不好导致没有一个成熟卵泡生成，从而使得试管宝宝在第一个"劫"面前有心无力，独自哀伤！

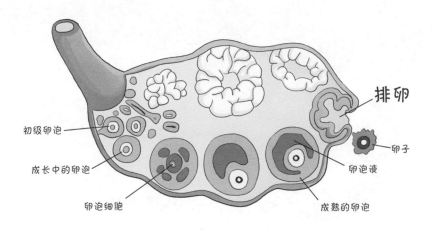

初级卵泡

成长中的卵泡

卵泡细胞

排卵

卵子

卵泡液

成熟的卵泡

正常排卵过程

第二劫，取卵取精

在卵子发育成熟后，医生会安排女方取卵，取卵是在手术室进行的，方式是在超声引导下，使用一根细长的穿刺针经过阴道穿刺取卵。与此同时，男方需要在取精室通过手淫的方式排出精液交给实验室，也有少部分重度、极重度少弱精子症或无精子症的男性可以通过睾丸或附睾穿刺手术取出精子,前提是睾丸仍有生精功能。取卵和取精的过程看似简单,也有部分女性卵巢内卵泡看似成熟,但在实验室观察时却是不成熟卵,或是部分男性手淫取精失败让试管宝宝没有安然渡过这第二个"劫"。

第三劫,精卵结合

第二代试管婴儿受精过程

在实验室中,让卵子受精的方式有两种,这也是第一代和第二代试管婴儿唯一一个不同之处。第一代是把处理后的卵子和精子放在同一个培养液中让其自然受精,此过程是最接近自然受孕的,也是最常用的。而第二代是将单个精子用显微注射器注射到卵子里,代替了精卵自然结合的过程,采用这种方式主要是因为男性患有重度、极重度少弱精子症或无精子症,通过手术取出的精子比较稀少,不容许像第一代"竞争上岗"的方式让其自然受精。一般情况下,第一代和第二代有 60%~80% 的卵子可以正常受精,当然如果运气实在不好,所有的卵子都遇到另 20%~40% 的概率也是有可能的。

第四劫，胚胎培养和移植

一般正常受精的受精卵会在受精后第 3 天卵裂成 8 细胞的胚胎，这个过程称为卵裂期。第 4 天胚胎发育到桑椹胚阶段。到了第 5 天胚胎发育到囊胚阶段，在大部分情况下只有最强壮的胚胎才能发育到第 5 天形成囊胚，这也是不少女性虽然取卵很多，但最终可移植的胚胎寥寥无几的原因。胚胎自身会有优胜劣汰的过程，精子畸形、染色体异常等都会影响到胚胎发育。通常我们会选择第 3 天卵裂期的胚胎或第 5~6 天囊胚期的囊胚进行移植，这种情况我们称之为新鲜胚胎移植。如果女方因为促排卵过程导致卵巢过度刺激，或是子宫内膜厚度及形态不适宜胚胎着床，我们会将胚胎冷藏起来，待女方子宫适宜妊娠的时候再进行解冻胚胎移植。

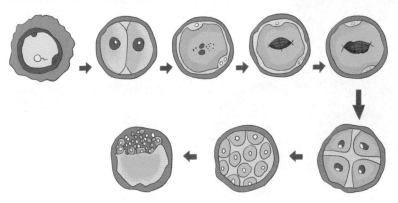

受精卵经卵裂发育成囊胚的过程

第五劫，胚胎着床、生长发育、出生

如果把前面的几个"劫"当作是试管宝宝的一道道门槛，那么第五劫就是一座大山，许多不孕不育夫妇都在这座大山面前止步。胚胎能不能安全着陆到子宫上受许多因素的影响，比如胚胎本身质量、子宫内环境、免疫因素以及女方精神状态等等。在这个过程中需要使用一系列的药物支持胚胎的发育，直至胚胎正常着床。接下来就与自然孕期一样，做好保胎和产检，等待正常分娩，迎接小生命的诞临。

最后，大家很想知道，既然试管宝宝需要经历这么多"劫"，那最终能成功怀孕并且顺利分娩的概率是多少呢？随着试管婴儿技术的迅猛发展，全国大大小小的生殖中心越来越多，通过中华医学会生殖医学分会的数据上报系统，得到2014—2016三年间全国平均的新鲜胚胎移植活产率约为42%，解冻胚胎移植活产率约为40%。

各代试管婴儿技术的异同

很多人不了解试管婴儿一、二、三代的区别，以为像手机、电脑等电子产品的更新换代，按照代数划分先进级别。有的患者甚至一上来就说："医生，我要用最好的那一代技术！"让人哭笑不得。事实上试管婴儿里的"一、二、三代"并不像手机等更新换代的产品，只是为区分不同的病情而命名。三种技术没有可比性，不能说哪种技术怀孕率更高。

第一代试管婴儿（体外受精－胚胎移植，简称 IVF-ET）

这种技术是把女方的卵子和男方的精子分别取出来后，放在培养液里让其自然受精。主要适用于女性排卵障碍，输卵管梗阻或粘连，中、重度子宫内膜异位症，

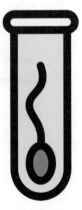

不明原因不孕，或男方少、弱精子症等情况。通俗来说，它的过程相当于精子先生和卵子小姐的"自由恋爱"，是使精子和卵子在实验室合适的环境下自然结合，最终形成胚胎。

第二代试管婴儿（卵胞浆内单精子注射，简称 ICSI）

这种技术是将单个精子用显微注射器注射到卵子里，代替了精卵自然结合的过程。二代试管婴儿技术主要针对男方重度、极重度少弱精子症或无精子症（睾丸有生精功能），精卵结合障碍，自然体外受精失败等情况。它的过程类似古代的"包办婚姻"，是医生人为地选择活力好、形态正常的精子，将其吸入显微注射针内并直接打入卵子，使其受精的过程。

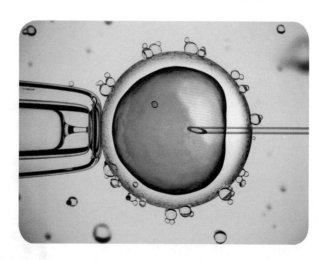

第三代试管婴儿（胚胎植入前遗传学诊断或胚胎植入前遗传学筛查，简称 PGT）

它在初始阶段和第二代的流程一样，只是后期需要在胚胎形成后，取出部分细胞进行活检，再拣选正常的胚胎进行移植。主要针对患有某些基因遗传疾病，染色体数目、结构异常，高育龄，复发性流产等情况。这有点类似于选秀节目的筛选过程，将二代试管婴儿技术形成的胚胎取出几个细胞进行鉴定，从良莠不齐的胚胎中筛选出正常的胚胎进行移植。

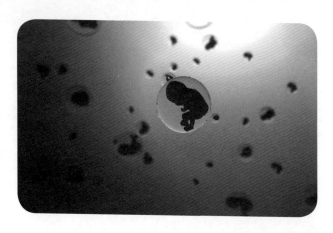

随着人类辅助生殖技术的发展，试管婴儿技术已经发展到了第四代试管婴儿（卵细胞胞浆置换技术，简称 GVT），它的过程是将高龄不孕/反复体外受精失败女性的卵细胞核取出，放入除去细胞核的年轻女性的卵细胞浆中，形成新的卵子。重

新合成的卵子经过卵胞浆内单精子注射授精发育成胚胎，再植入宫腔。由于卵子细胞浆内只含有不到 1% 的遗传物质，大部分的遗传物质还是来自于细胞核；而细胞浆的改变能大幅度改善卵子的质量，解决卵子老化的问题，因此第四代试管婴儿技术有望成为高龄女性的福音，使得大龄不孕女性能更容易得到有血亲的后代。但由于技术及伦理争议，目前这项技术在国内尚未开展。

试管婴儿技术的
适用范围

男女不孕不育的常见病因

不孕不育症是指生育期的夫妇，在没有避孕、性生活正常的情况下，同居 1 年及以上没有怀孕的情况。研究表明，一对生育力正常的夫妇每个月的受孕概率在 20%~25% 左右，同居 1 年受孕的概率在 90% 左右，两年内受孕的概率在 95% 左右。因此 1 年以上没有怀孕，就可以进行相关的检查了。

前面提到，影响精卵"鹊桥相会"的任何一个因素，都可能导致不孕不育。具体来说，分为男方因素、女方因素，以及免疫因素。

很多男性都觉得自己身体好，受孕当然没有问题。因此理所当然地把怀孕失败的责任推到女方身上，不愿意到医院来做检查。事实上，男方不育的因素占到不孕不育的 30%~40%，男女双方因素占到 20%，其影响不可小觑。

引起男方不育的原因包括精液异常、性功能障碍、免疫性不育、不明原因不育等。

精液异常：无精子症、少精症、弱精症、精子畸形率高、精子液化时间长等。

性功能障碍方面：性欲减退、勃起功能障碍、早泄、不射精和逆行射精等。

免疫因素：分为由男性产生的抗精子自身免疫和由女性产生的抗精子同种免疫。

不明原因的不育：约31.6%的不育症患者经过目前常用的检查方法仍不能查出确切病因。

排除男性不育的方法也很简单，到医院做一次精液常规检查就可以知道了。

怀孕是双方的事，而排查女性不孕因素的过程较男方复杂，所消耗的时间也长，包括卵巢功能检查、排卵检查、输卵管检查、腹腔镜、宫腔镜等。因此，不孕不育的检查应该从男方检查精液开始。

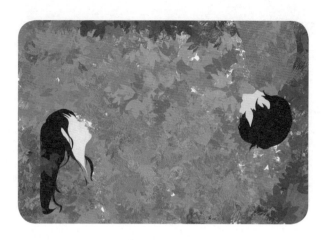

　　女性因素约占不孕不育的 40%，女性不孕的原因包括输卵管不孕、排卵障碍不孕、子宫内膜息肉性不孕、免疫性不孕及不明原因的不孕。

输卵管不孕：可能的病因有盆腔感染、子宫内膜异位症、输卵管结核以及输卵管积水等。

排卵障碍不孕：可能的病因有多囊卵巢综合征、下丘脑闭经、卵泡膜细胞增生症以及卵巢早衰等。

子宫内膜性不孕：导致的因素有子宫内膜较薄 / 较厚、子宫内膜息肉、子宫内膜炎等。

免疫性不孕及不明原因的不孕：可能的病因有精子和卵子受精能力受损、不良的宫颈分泌物影响等。

不孕症的常见诊疗手段和适应证

药物

正常的育龄妇女，每个月都有一个卵子发育成熟并排卵。受孕的过程前面比喻过，卵子好比织女，织女不出现，牛郎、鹊桥准备再好也白搭。

这些和"卵"相关的因素都是导致不孕的元凶：如通过 B 超监测，发现卵巢不排卵，卵泡发育不佳、发育慢，或卵泡有发育但不排卵，或者卵巢功能减退导致的排卵异常。

排卵是一个复杂的过程，主要是通过人体内一个精密的调节系统发挥作用，医学上称"下丘脑－垂体－卵巢"轴，它因为作用于生殖系统，也称性腺轴。诱导排卵的药物也是通过调节这个轴而达到目的的。

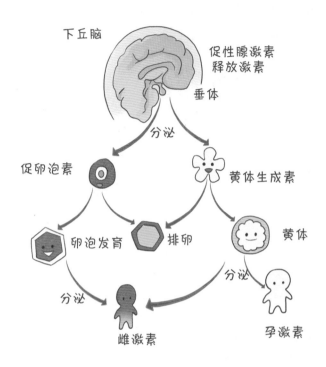

简单来说，各种促排卵的药物均通过性腺轴发挥作用，最终使得体内促性腺激素水平提高。促性腺激素好比卵子的"口粮"，能促进卵子的生长。

在临床上，药物诱发排卵有两种情况：

"门诊促排卵"：通常诱导 1 个或少数卵泡发育。一般针对仅仅存在排卵异常，但输卵管通畅的女性，比如多囊卵巢综合征的不排卵等，可以简单高效达到治疗不孕的目的。

促排卵治疗超过 3 次，有正常排卵但不怀孕，就可以考虑做试管婴儿了。

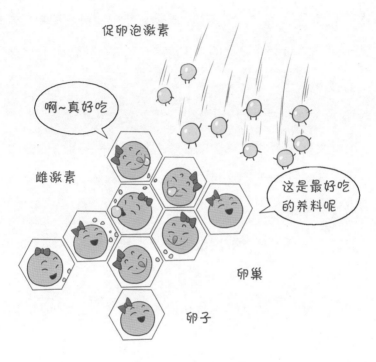

试管婴儿技术里的"超促排卵"：通常诱导多个卵泡生长。目的是得到更多卵子，提高试管婴儿的成功率。

很多女性会担心一次性取出了多个卵子会导致卵巢早衰，事实上卵子的发育本身就是一批批进行的，每个月经周期中都有几十个卵子同时发育，但通常只有 1~2 个卵子可以最终成熟，形成"优势卵泡"，其余的都被"淘汰"。促排卵便是使用激素，将同一时间段的要被淘汰的这批卵泡重新拉回"生长队伍"，使之都发育形成优势卵泡。其余未进入生长周期的卵子因为表面未形成受体，无法接受激素刺激，处于"静止期"。因此，促排卵并不影响女性卵巢的"库存"，也不会导致卵巢早衰。

手术

决定女性能否成功受孕的 3 个关键部位——卵泡、输卵管、子宫中，除去卵泡无法通过手术改善，输卵管和子宫的问题都能够通过手术解决。

很多人对宫腔和盆腔傻傻分不清。其实它们是基本隔绝的两个空间。

盆腔，容纳包括生殖器官在内的很多器官，如卵巢、输卵管、子宫等。

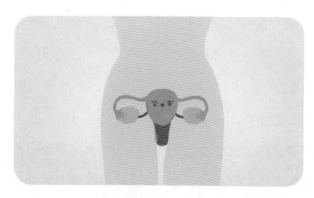

宫腔，是容纳受精卵的部位

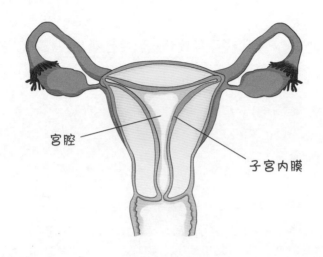

宫腔   子宫内膜

　　腹腔镜手术解决的是腹腔内的问题。它能在直视下检查子宫、输卵管的形态，了解卵巢和输卵管情况及盆腔内炎症程度，并且对异常情况予以矫治。

　　必须一提的是，输卵管是一根纤细精巧的管道，腹腔镜手术必须由有经验、有很强保护卵巢意识的医生实施，才能有较好的收效，否则还可能加重输卵管和卵巢的损伤，使原本存在的问题更加恶化。

　　输卵管的修复整形术：适用于轻度的输卵管粘连、积水，通过手术能增加 30%~40% 的受孕概率。手术后半年不怀孕者，曾经阻塞的部位大多会重新闭锁。再次手术的治疗成本高，受孕概率低，一般建议直接借助辅助生殖技术怀孕。

　　输卵管切除术或离断术：适用于输卵管积水，输卵管积水多由输卵管阻塞，炎症导致分泌物无法排出，长期积累在输卵管内形成。输卵管与子宫相通，管内的炎性分泌物可能会倒流到宫腔里，影响子宫的环境，影响胚胎着床。

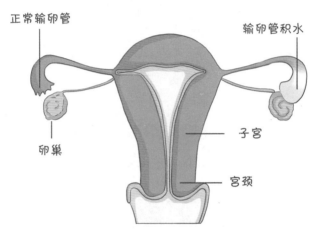

正常输卵管

输卵管积水

卵巢

子宫

宫颈

输卵管积水示意图

　　因此，由于输卵管严重积水，或输卵管轻度积水导致出现反复不着床的情况时，需要在腹腔镜下切除输卵管或者将输卵管和子宫的通道掐断。

　　卵巢囊肿剥除术、肌瘤挖除术等：卵巢上较大的巧克力囊肿（>4厘米），盆腔内的包块、肌瘤等会影响试管婴儿取卵的成功率，需要借助腹腔镜来进行治疗。卵巢的手术多多少少都会破坏卵巢功能，因此不适合卵巢功能不好的患者。

综上所述，对于卵巢功能良好的年轻女性，手术治疗能起到一定的疗效。若卵巢功能不佳，年纪已大，手术是没有意义的，因为不但等待时间长，而且可能进一步损伤卵巢功能。

宫腔镜手术主要处理一些因宫腔的环境异常导致的不孕。宫腔是胚胎着床的部位，是种子发育至关重要的"土壤"，如子宫畸形（包括单角子宫、双角子宫、子宫纵膈）、子宫内膜息肉、肌瘤、宫腔粘连等环境异常都有可能影响胚胎的着床。

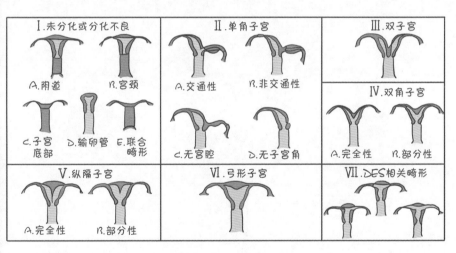

子宫异常：子宫畸形

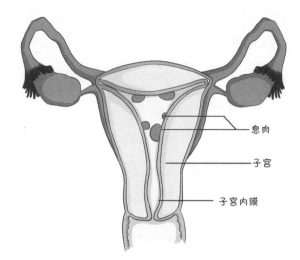

息肉

子宫

子宫内膜

子宫异常：子宫内膜息肉

有蒂浆膜下肌瘤

子宫内黏膜下肌瘤

浆膜下肌瘤

肌层肌瘤

黏膜下肌瘤

子宫异常：子宫肌瘤

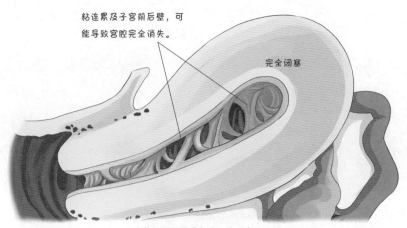

粘连累及子宫前后壁，可能导致宫腔完全消失。

完全闭塞

重度宫腔粘连后宫腔内的形态

子宫异常：宫腔粘连示意图

此外，对于输卵管通而不畅和近端阻塞的患者，可在宫腔镜指导之下实施输卵管插管疏通术，能使轻度的阻塞以及粘连得到改善。

辅助生殖技术

人类辅助生殖技术是一项年轻的技术，它通过干预精卵相遇的过程来达到助孕的目的，包括人工授精和试管婴儿技术两项。经常有人分不清楚什么是人工授精，什么是试管婴儿，或者误以为两者差不多。其实两者的差别还是很大的。下面让我们一起来认识一下辅助生殖界这两项神秘的技术吧！

人工授精

人工授精是通过仪器将男性的精液进行优化处理，挑选出活力最佳的一部分精子，并通过医疗手段注入女性的阴道或子宫内，取代夫妻同房的过程。

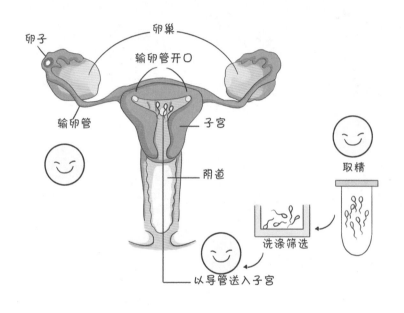

人工授精示意图

由此可见，此过程和自然受孕十分相似，精子和卵子是在女方体内自然结合的。因此，做人工授精的前提是女方输卵管通畅并且卵巢内有一定的卵子。

人工授精按照女性排卵方案的不同分为促排卵周期和自然

周期两种：促排卵周期人工授精主要用于排卵障碍、原因不明的不孕和自然周期人工授精失败者；自然周期人工授精主要适用于月经规律，能自主排卵者。

按照男性精子来源不同包括夫精人工授精（即精液的提供者为患者丈夫）和供精人工授精（即精液的提供者为捐精者）两类。

适应证

夫精人工授精的适用人群包括以下几类：

男方轻度或中度少精子症、弱精子症、非严重畸形精子症、液化异常；

女方宫颈黏液异常造成精子无法通过宫颈导致的不孕；

男方性功能障碍或女性生殖道畸形造成的性交障碍；

女方排卵障碍、子宫内膜异位症经单纯药物处理无效；

不明原因的不孕；

免疫性不孕。

供精人工授精适用于男方无精子症。

禁忌证

男女任意一方患有不适合怀孕的严重的遗传性躯体或精神疾病；

任意一方患有生殖泌尿系统的急性感染性疾病或性传播疾病；

任意一方接触了能导致畸形的大量射线、毒物、药品并处于作用期；

任意一方有吸毒等严重不良嗜好。

人工授精的过程和自然受孕十分接近，成功率也和自然受孕相似，每做一次的成功率为 10%~15%。一般建议进行 3~6个周期的治疗，累计成功率能达到 30% 以上。虽然与试管婴儿相比，人工授精的成功率较低，但也有自己独到的优势：

接近自然受孕过程	相比试管婴儿更接近自然受孕，除去使用医疗手段将精液注入女性体内之外，其本质上和自然受孕过程几乎一样。
操作简单、安全；身体恢复迅速	人工授精的手术过程比较安全、简单，过程也只需要几分钟，对人体的影响极小，恢复极快，做完人工授精后平躺 30 分钟即可离院。如果本周期没有成功，很快就可以进行下一个周期的治疗。
费用低廉	相对于试管婴儿，人工授精要便宜很多，能够减轻患者的经济负担。

试管婴儿技术

"试管婴儿"并不是真的在试管里长大的婴儿，它的医学术语叫体外受精－胚胎移植技术（IVF-ET），它的过程主要是取出男性的精子和女性的卵子，在实验室里进行体外结合受精，形成胚胎后，将培养数日的胚胎移植回女性的子宫内。简单理解，可以认为试管婴儿就是将精卵相遇的地方由输卵管搬到了实验室。

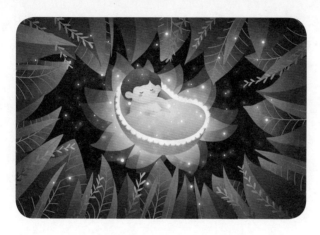

试管婴儿技术的过程包括：使用药物刺激卵巢形成多个卵子→在合适的时机取出卵子→培养卵子→精卵体外受精→胚胎移植→黄体支持保胎。

试管婴儿的成功率取决于很多方面，比如患者的年龄、子宫和卵巢的条件以及有没有其他疾病；临床医生的经验，实验室条件，技术人员的水平等。

试管婴儿根据技术方式和适应证的不同分为一代、二代、三代。

试管婴儿技术的适用人群包括以下几类：

一代试管婴儿主要适用于各种因素导致的女性不孕症，如输卵管因素、子宫内膜异位症、排卵障碍等；

二代试管婴儿主要适用于男性不育症，例如严重的少、弱、畸形精子症，严重的精子顶体异常，或通过睾丸或者附睾取精手术可以获得成熟精子的无精子症患者；

三代试管婴儿是指胚胎种植前遗传学诊断，主要针对有染色体疾病或某些单基因病的患者。

子宫不具备妊娠功能或严重躯体疾病不能承受妊娠；

提供卵子及精子的任何一方接触致畸量的射线、毒物、药品并处于作用期；

提供卵子及精子的任何一方患生殖、泌尿系统急性感染或性传播疾病；

女方患有不宜生育的严重遗传性疾病、严重躯体疾病、精神心理障碍等；

提供卵子及精子的任何一方有酗酒、吸毒等不良嗜好。

PART 4

最全面的试管婴儿
就诊流程

了解了试管婴儿的基础知识后，有助孕需求的您心中一定还有很多困惑，接下来让我们一起来了解一下试管婴儿的具体流程。

　　一对正常的夫妇（年龄<35岁），性生活正常（规律2~3次/每周），备孕1年没怀孕，才能诊断为不孕症。如年龄超过35岁，则条件放宽，备孕半年以上没怀孕就可以确定不孕的诊断。诊断为不孕后，该对夫妇应该到三甲医院的生殖中心进行检查，查找原因。

　　如果发现卵巢功能严重下降，B超验孕3~6个月有成功排卵未怀孕者，以前有过宫外孕等手术史或发现子宫内膜异位症的，不论时间长短都可以直接选择做试管婴儿。

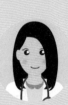

初次就诊

初次就诊最好夫妇双方同时来院，分别挂"试管婴儿"号及"男性不育"号，至生殖中心门诊的分诊台登记、就诊。

女方初诊时间最好为月经见红的第 2~5 天，男方为排精后的 2~7 天内。如果之前有在外院或其他科做的检查单及手术记录等请一并带来，以便医生参考，避免重复检查。

初次问诊时，医生会问及相对隐私的问题如婚育史、治疗史、家族史、生活习惯等等，请如实回答，您的回答将对医生做出相应诊断提供帮助。同时医生会要求夫妇双方做必要的基础检查。女方基础检查的项目包括性激素六项、抗缪勒氏激素（AMH）、B 超、输卵管造影，男方为精液常规，完成上述检查后可以初步确定您是否符合试管婴儿适应证。

女方最好在月经见红的第 2~5 天到医院检查性激素六项；女方于月经干净后 48 小时以内禁止同房，从月经的第 1 天开始算的第 11 天内的任意一天，找主治医生开具检查单（术前需检查白带及尿人绒毛膜促性腺激素水平）进行输卵管造影检查。

通常情况下，没有做试管婴儿指征的患者，医生会酌情予以指导或给予相应治疗以协助怀孕。如果基础检查结果提示适合做试管婴儿，医生会安排您和爱人完善相应检查，进入试管婴儿的准备阶段。

此过程中男方只需来 3~4 次（分别在检查、建档、取卵当日来院），女方来院的次数相对稍多。整个试管的流程包括准备期和治疗期 2 个阶段。从检查到移植，总耗时约 2~3 个月左右，试管婴儿的费用大概在 3 万 ~4 万左右。

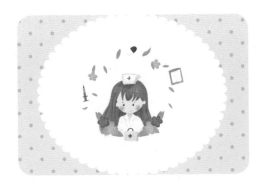

准备期

做检查

做试管婴儿前，男女双方都需要完善一些常规的体检以及和不孕、生殖内分泌、传染性疾病、性传播疾病相关的一系列基本检查，以排除不宜生育的异常情况。

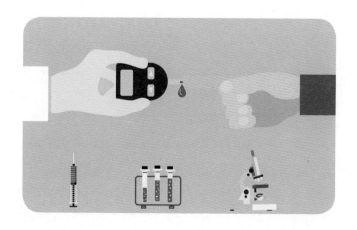

医生开具了检查项目清单后，护士会引导您到相应科室进行检查。若您在外院（必须是三甲医院）做过该检查，请及时向出具相应尚在有效期的检查单给医生，避免重复。

检查单的有效期限为半年至一年，其中染色体核型分析、地中海贫血筛查、ABO 及 RH 血型、手术检查终身有效。

这些检查的费用在 5000~6000 元左右。

女方检查项目包括（各医院有所差异，以江西省妇幼保健院为例）：

血常规、血型、凝血功能、大生化、血沉、地中海贫血、甲状腺功能、优生四项、性激素六项、抗缪勒氏管激素；

传染病检查：乙型肝炎、丙型肝炎、艾滋病、梅毒筛查；

肿瘤标志物四项：甲胎蛋白（AFP）、糖内抗原 CA-125、癌胚抗原（CEA）；

宫颈分泌物：白带常规、支原体、衣原体、淋球菌、HPV-DNA 检测、液基细胞学检查（宫颈防癌筛查）；

心电图、胸片、阴道 B 超、尿常规；

染色体（未孕夫妇或有反复流产史、胎儿畸形史、死胎等病史的患者需查此项目）；

免疫相关检查（有反复流产史、胎儿畸形史、死胎等病史的患者需查此项目）；

宫腔镜（有宫腔操作史者，如流产、清宫史、宫外孕等需查，在月经期预约，月经干净后不同房，月经第 1 天开始算的第 11 天内检查）；

阴道镜检查：当出现肉眼可见的可疑病变、高危型人乳头瘤病毒（HPV）感染、液基细胞学检查(TCT)结果异常时需要行阴道镜检查。在非月经期间 3 天，阴道不放药，不冲洗，不同房情况下进行。

宫颈活检：肉眼或阴道镜下发现可疑病变者需取小部分组织进行病理检查进一步明确诊断。在非月经期间 3 天，阴道不放药、不冲洗、不同房情况下进行。

　　女方检查需要安排 2~3 次：分别在月经第 2~3 天（空腹采血）和非月经期（无须空腹，行分泌物及其他检查）。所有的检查结果出来时间大概在 7~15 天左右，染色体检查需预约，无须等待结果。

男方检查项目：

精液常规分析、形态学检查、DNA 碎片检测（检查前禁同房 2~7 天）；

血常规、血型、大生化及传染病：乙型肝炎、丙型肝炎、艾滋病、梅毒筛查；

支原体、衣原体、淋球菌；

染色体（未孕夫妇或夫妇双方有反复流产史、胎儿畸形史、死胎等病史的患者需查此项目）。

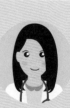

男方空腹、自行排精后 2~7 天，到医院一次就可以完成所有检查。

以上检查结果交给医生审核，若有问题，需进行治疗，正常后才能进入下一阶段。

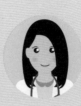

　　大部分检查的有效期在半年至一年，超过时间后需要重查。因此完善检查无问题后应尽快进入下一步流程。

准备证件资料、录档案

　　检查无误，医生给予签字审核通过。

　　夫妇双方需要提供身份证、结婚证原件及复印件，交由护士审查，审查证件合格后夫妇照相、采集双方指纹信息，录入电子档案，并签署承诺书及相关知情同意书。

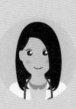

　　录档案需要夫妇双方同时来院完成，并完善电子病历，到这一步才可以算完成了试管婴儿的准备工作，接下来正式拉开试管婴儿的帷幕。

治疗期

这个阶段一般需要耗费 2~3 个月左右的时间。

促排卵

月经第 2 天，女方来院进行 B 超和尿妊娠试验检查。医生根据夫妇不孕的原因、年龄、当月卵巢储备的情况确定具体的促排卵方案，以期获得多个卵子，培养出多个胚胎，以增加试管婴儿周期的成功率。

试管婴儿有不同的治疗方案，如早卵泡期长效方案、长方案、短方案、拮抗剂方案、微刺激方案等，试管婴儿中心会针对不同人群采用个性化的方案。选择的方案不同，治疗所需的时间也会不一样。

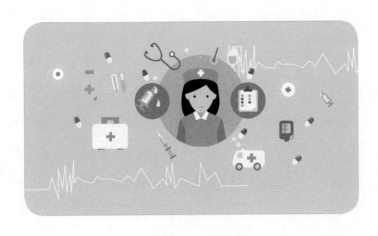

　　早卵泡期超长方案是目前国内临床妊娠率最高的方案，包括降调节和促排卵 2 个阶段，首先在月经见红的第 2~3 天开始使用降调节药物，第 28~30 天左右返院，再次进行 B 超及性激素检查，达降调节水平后医生依据女方年龄、BMI、窦卵泡数等因素决定促排卵方案及促排卵药物的使用剂量。女方按与医生约定的时间来院或在家开始使用促排卵药物，如果需要在外院注射或自行注射，护士将会告知您药物的注射方法及保存方法。

　　促排卵过程中需要定期通过阴道 B 超和抽血检查体内激素水平来动态监测卵泡生长、发育的状态，以便于医生及时调整药物剂量。

　　每名患者的实际用药量和促排卵的时间均不相同。医生针对不同的患者需采用个性化治疗方案。促排卵的时间在 10~20 余天不等，平均 13 天左右。促排卵过程中需要定期返院监测卵泡发育情况，在卵泡发育的早期，每用药 2~3 天返院监测一次，卵泡长大后则需要每天监测卵泡的发育。待卵泡发育成熟后，根据取卵日的手术量，按相应时间进行扳机（即打夜针），夜针后 36~38 小时取卵。

用生土豆片或热毛巾敷注射部位，可以缓解肌肉注射而产生的硬块。

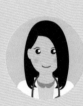

取卵

取卵日早上 8 点夫妇双方准时到达生殖中心前台报到，备好身份证和结婚证原件等候审核，审核后女方跟随护士进入手术室更换衣服，等待手术；男方在取卵当天由护士带到取精室取精。

取卵手术的过程仅 5~10 分钟，手术快捷，创伤及痛苦小。具体操作方法为在阴道 B 超引导下，使用穿刺针经过阴道窟

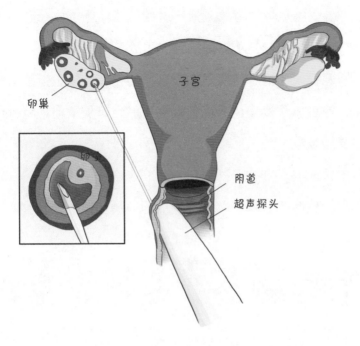

図中：
子宫
卵巢
卵子
阴道
超声探头

取卵的过程

窦穿刺，将已发育成熟的卵泡穿刺抽吸，收集含有卵细胞的卵泡液，最终获取卵细胞。所获卵细胞至培养箱培育 3~6 小时后便可进行体外受精。

体外受精、胚胎移植

体外受精的方式有两种：一种是体外受精，一种是卵胞浆内单精子注射。

体外受精是将一定数量处理后的精子与卵子放在同一个培养皿中，让卵子与精子自由结合。

卵胞浆内单精子注射是人为选择活力好、形态正常的单个精子，通过显微操作技术将其直接注射到卵子细胞浆内，帮助完成受精过程。

正常受精后的受精卵将放到胚胎培养液中培养 3~6 天，待其发育成胚胎后就可以选择优质的胚胎移植回子宫腔内了。

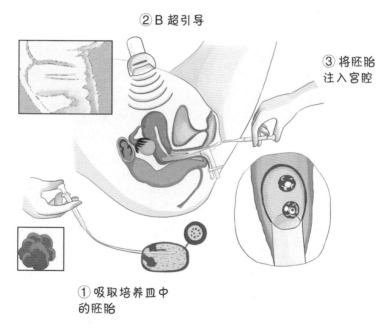

胚胎移植过程示意图

移植的过程是在腹部 B 超的引导下完成的，经阴道往子宫腔内插入一根细细的软管，将胚胎送回子宫内。手术在 5~10 分钟内完成，无任何痛苦。

胚胎移植后须平卧休息 30 分钟，30 分钟后即可以自由选择卧位和去洗手间，无须长时间卧床休息。长期卧床休息不但不利于胚胎着床，而且容易导致身体不适，影响血液循环，甚至导致血栓形成，危及生命。

移植手术的取消　如果取卵数量过多导致出现卵巢过度刺激的症状，或出现异常情况不适合移植，如：孕酮升高、子宫内膜过薄、宫腔积液、输卵管大量积水等，医生会建议取消本周期新鲜移植而将胚胎冷冻起来，择期进行冻胚移植。

胚胎冷冻　是当新鲜周期有剩余的胚胎或患者身体状态不适合新鲜周期移植时，将胚胎放入零下 196 度液氮里冷冻保存，等待机会合适时再取出，行冻胚移植，避免浪费胚胎。

黄体支持　因为药物促排卵及取卵过程颗粒细胞丢失，可能引起卵巢形成黄体不足或黄体细胞功能不足，会影响受孕及胚胎的发育，甚至引起流产。所以胚胎移植后需要进行黄体补充。

一般主张从取卵日或移植日开始黄体支持。胚胎移植后第

12 天可以通过检测晨尿或抽血，确定是否成功妊娠。如妊娠成功，应至少继续支持黄体功能至移植后 1~2 个月。

移植后 30 天进行 B 超检查，检查胎儿数及着床的部位，然后定期到医院复查、做好产前检查即可。

除了受精方式和胚胎进入宫腔的方式与自然妊娠不同外，试管婴儿助孕成功之后的过程就和自然妊娠完全一样，所以，试管婴儿可能发生与自然妊娠一样的并发症，例如：宫外孕、自然流产、早产等，发生率也和自然妊娠相似。

计算预产期　一般认定移植前 17 天为末次月经时间，从该时间算起 40 周后为您的预产期。如 2018 年 10 月 29 日移植，则末次月经时间为 2018 年 10 月 12 日，预产期为 2019 年 7 月 19 日（预产期可以由末次月经的月份减 3，日期加 7 计算得到）。

PART 5

常见并发症和应对措施

多胎妊娠

试管婴儿使得多胎（双胎及以上）妊娠的发生率由自然受孕的1%~2%提升到30%左右，这也是试管婴儿的主要并发症之一。中国人的传统观念是多子多福，很多人想通过试管婴儿获得双胎，一次性解决生育困难的问题，但是却忽略了一个重要的事实：多胎妊娠实际上是一种病理性的妊娠。也就是说它不是一种正常的、适合人体状态的怀孕，事实上，多胎妊娠对孕妇和胎儿都非常不利。

我们来看一下多胎妊娠的并发症：

对于孕妇来说，怀孕期间最担心的莫过于流产，双胎发生流产的概率较单胎提高了 2~3 倍。其他重要的疾病如妊娠期高血压疾病的发生概率为单胎的 3 倍，贫血的发生概率是单胎妊娠时的 2.4 倍。而对于胎儿来说，50% 的多胎妊娠发生早产，双胎发生畸形的概率比单胎高 2 倍，也容易伴随胎儿宫内生长迟缓等，围生期死亡率也增高，常常造成医生和患者都不愿意看到的结局。很多夫妇非常羡慕别人顺利诞下双胎，殊不知顺利的背后，有多少家庭承受着双胎并发症带来的痛苦。

应对措施　较好的方式是进行单胚胎移植，这也是目前国际上推崇的主流试管婴儿移植方式。若已经发生多胎妊娠可以考虑做减胎手术。目前，经阴道 B 超引导下的减胎术已经十分成熟，和取卵手术类似，不适感少，减胎后剩余胎儿的存活率很高，可以放心采用。不孕夫妇在生殖中心助孕中付出的精力和金钱都很多，顺利生下一个健康的宝宝非常重要，千万别抱有侥幸心理，等到发生流产等意外情况时再后悔！

卵巢过度刺激综合征

卵巢过度刺激综合征（OHSS）是试管婴儿过程中最常见的并发症，也就是老百姓口中的"过激"，发生率为3%~14%，重度卵巢过度刺激综合征发生率在0.5%~3%。卵巢过度刺激综合征是由于促排卵药物的使用，导致卵巢里多个卵泡发育，毛

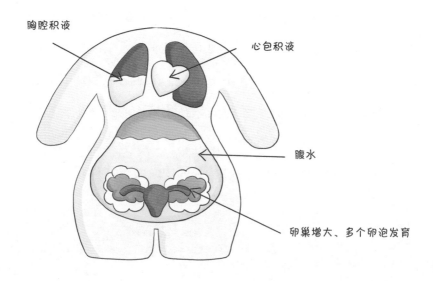

胸腔积液

心包积液

腹水

卵巢增大、多个卵泡发育

细血管通透性增加，引起血液中大量的液体从血管中渗透出去，导致血液浓缩、血量减少、少尿、腹水、胸水等，极严重者甚至有死亡风险。

发生卵巢过度刺激综合征时，患者可能出现腹胀、腹痛，有的出现恶心、呕吐等消化道症状，较严重者会出现腹胀明显、尿量减少、无法平卧、呼吸困难等不适。

在试管婴儿助孕过程中有一些人群更容易发生卵巢过度刺激综合征：如卵泡数量过多（>20 个），对促排卵药物的刺激敏感，年轻、瘦且矮小的女性，雌激素水平高（打夜针当天雌二醇水平 >3000 皮克每毫升）、妊娠等情况。

在治疗过程中，若有过度刺激倾向，医生一般会建议取消移植，将胚胎冷冻起来，等待身体恢复以后再行移植手术。而一旦发生了卵巢过度刺激综合征也不要害怕，可及时进行治疗。轻、中度卵巢过度刺激综合征多半能自然恢复，可通过少吃多餐，多补充高蛋白、液体（如冬瓜汤、豆浆等），多排尿等方式来改善。重度卵巢过度刺激综合征因为症状严重，常常需住院治疗。

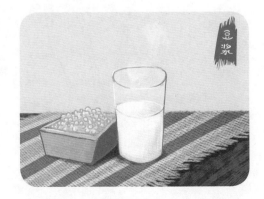

宫外孕

　　宫外孕是指胚胎着床在宫腔以外的部位，最多见于输卵管，少数也可见于卵巢、宫颈、宫角、腹腔、脾脏等处。它的发生率约为 3%~5%，宫内外同时妊娠发生率约为 0.675%。

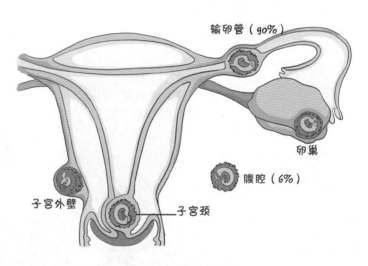

异位妊娠的部位

宫外孕在早期的表现与正常早孕一样，但因为着床的部位并不适合胚胎发育，随着胚胎增大，胎盘组织长入着床部位，患者可出现阴道出血、一侧下腹疼痛等不适症状，当妊娠部位破裂时则可能大出血，甚至危及生命。

有人会质疑，移植的时候胚胎不是放在子宫里面的吗？为什么还会发生宫外孕呢？这是因为胚胎是有活力的，虽然放入了子宫腔内，但它没有着床前还会游走，选择一个舒适并且合适的部位进行着床。当盆腔存在粘连、子宫环境差、输卵管异常时，发生宫外孕的概率就会升高。即使是做了输卵管结扎手术，宫外孕也不能完全避免，胚胎还可能会游走至宫角、宫颈等部位形成特殊的宫外孕。

因此，并没有万无一失的方法避免宫外孕的发生。在日常生活中，我们可以通过避免反复人工流产，避免盆腔炎症等来避免宫腔环境受到影响，进而预防宫外孕的发生。而对于做试管婴儿的您来说，移植后按时抽血，定期 B 超监测胚胎着床的部位是很关键的。一旦出现一侧下腹痛、阴道出血等异常情况应及时与医生取得联系，较远或外地患者可就近在当地正规医院就诊，以免耽误最佳的就医时机。

卵巢扭转

卵巢组织就像一个吊床，由两根韧带固定在子宫的两侧。在试管婴儿治疗过程中，促排卵物的使用、卵巢过度刺激综合征、取卵手术、妊娠后妊娠黄体形成等均可能导致卵巢组织增大，进而导致卵巢组织的活动性增大，容易失去平衡而诱发扭转。卵巢发生扭转后，卵巢的血流供应被掐断，卵巢的血供急

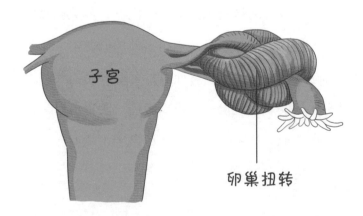

卵巢扭转

剧减少，可能导致卵巢缺血，甚至坏死。它的发生率虽然较低，约为 0.009%，可是一旦发生，后果却可能很严重，治疗不及时可能导致切除患侧卵巢。

当卵巢扭转出现时，患者会忽然感到扭转的一侧下腹部阵发性隐痛或剧痛，逐渐加重，伴有恶心、呕吐等症状。诊断明确后应该尽快手术治疗。目前的观念是 36 小时内有保留卵巢组织的可能，术中根据卵巢血供的恢复情况进行权衡。对于有明显坏死的组织应该进行切除。

因为卵巢扭转的后果很严重，因此避免卵巢扭转的发生很重要，在促排卵的后期及取卵术后应注意避免剧烈运动及忽然改变体位：如翻身，下床时应动作缓慢，避免性生活等。一旦出现不能缓解的腹痛应该及时就医，不可盲目等待，错失保留卵巢的最佳时机。

感染、出血

出血、感染主要发生在取卵手术后。取卵手术虽然创伤较小，且在 B 超引导下进行，相对而言较为安全，但由于每个人的情况不一样，如存在盆腔粘连、卵巢位置异常或卵泡数量过多等情况，医生通过移动阴道 B 超探头也无法避开膀胱及盆壁血管，就可能发生盆腔脏器损伤、腹腔内或膀胱出血、感染等并发症。

应对措施　发现出血、感染等情况，应及时与医院取得联系。一般来说通过密切观察，适当处理或手术可以得到缓解。

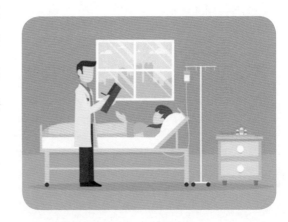

PART 6

试管婴儿须知

试管婴儿常用药物

促排卵的药物

下面这些促排卵药物，对于进入试管婴儿周期的您来说，是不是既熟悉又陌生呢？让我们一起来认识一下它们：

克罗米芬

又称枸橼酸氯米芬（CC），也就是大家口中的"多仔丸"，它是雌激素的拮抗剂，能与体内的雌激素受体竞争结合，从而抑制雌激素对下丘脑的负反馈作用，刺激垂体分泌促性腺激素（Gn），从而促进卵泡生长。

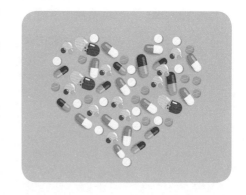

芳香化酶抑制剂

又称来曲唑（LE），它通过阻断雄激素转化为雌激素，从而抑制雌激素对下丘脑的负反馈作用，导致垂体分泌促性腺激素增加；并通过上调体内雄激素水平，从而增强促卵泡生成素受体的敏感度，促进卵泡的发育。

促性腺激素（Gn）

能直接作用在卵巢上，促进卵泡发育。它包括两大类，即天然促性腺激素和基因重组促性腺激素，常用于试管婴儿的超促排卵。

天然促性腺激素包括：

从绝经妇女尿中提取的促性腺激素，如人绝经促性腺激素（hMG）、注射用尿促卵泡素（uFSH）；

从孕妇尿中提取的人绒毛膜促性腺激素（uhCG）。

基因重组促性腺激素包括：

重组人促卵泡生成素（rFSH）；

重组人促黄体生成素（rLH）；

重组人促性腺激素（贺美奇）；

重组人 hCG（rhCG）。

包括激动剂和拮抗剂两种，它们能作用于垂体，使垂体产生促性腺激素。

激动剂（GnRH-a）：亮丙瑞林、戈舍瑞林、曲普瑞林；

拮抗剂（GnRH-ant）：加尼瑞克、醋酸西曲瑞克。

其他

溴隐亭、二甲双胍等主要通过改善体内内分泌的环境达到治疗目的。

不同药物的保存方法

药物中除了果纳芬笔（重组人促卵泡激素注射液）、艾泽（重组人绒促性素注射液）、达必佳（醋酸曲普瑞林注射液）需置于 2~8℃（4℃冰箱保鲜层）的低温环境保存外，其余药物均可在 20℃左右的常温环境保存。

启针注意事项

　　根据患者的年龄、卵巢储备功能、抗缪勒氏管激素、身高、体重等综合因素考虑，医生会个性化选择治疗方案和促排卵药物。

　　开始使用促排卵药物后，起初 2~5 天可以带药回家注射，后期每天到医院遵医嘱进行 B 超监测或抽血，医生会根据激素水平及卵泡发育的状况及时调整药物的用量，直至卵泡成熟。

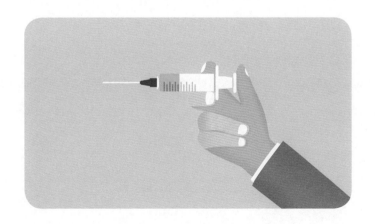

刚开始打针的 4~5 天可以在家打针，用药单由注射室护士发放，请牢记开始用药时间、注射方式、剂量及返院日期。

带药回家路上，请创造低温环境（自备冰块）；在家时，药物放冰箱保鲜区存放，保持干燥整洁；每天上午（建议早餐后）完成注射；请选择在当地医院或正规的诊所完成；果纳芬、普丽康、生长激素笔可以自行注射。

按时复诊，不要迟到；每个人的体质、卵巢功能不一样，不要盲目攀比方案、卵泡的大小；每次抽血前请认真核对条形码。

促排卵注意事项

女方的衣食住行

衣：复诊时穿分体衣服，不穿连裤袜，穿舒适透气的平跟鞋，方便做 B 超时穿脱。

食：饮食建议摄入高蛋白食物，蔬菜水果及易消化的食物，忌生冷刺激性食物。

住：保证充足的睡眠，避免劳累、熬夜。外地病友选择住在医院附近。

行：切记避免剧烈运动、突然的体位改变，如转身、跳跃等。

男方的配合

合理饮食，少吃快餐食物，多食富含精氨酸的食物（如鳝鱼、山药等），多食含锌、硒量较高食物（如黄豆、玉米、牛奶等）。

控制体重，禁烟酒，避免熬夜，适度锻炼。

注意环境因素：避免泡温泉、蒸桑拿等高温环境，少穿紧身牛仔裤，避免久坐。

当女方优势卵泡直径达到 14 毫米，男方需要排精 1 次。

夜针的注意事项

当卵泡的直径达 1.6 厘米以后，医生会根据抽血和 B 超结果决定停止注射促卵泡药物的时间。停止注射促排卵药物的当天晚上要打夜针。

夜针是模拟人体自然排卵前的状态，利用药物使体内的激素升高，以此促进卵母细胞的进一步发育和成熟。因此，夜针对卵子的最终成熟十分重要，它相当于整个促排卵过程的收尾工作。

有些夜针药物需要低温保存，请按护士的要求保存药物。打夜针当天晚上务必携带好注射单及药物，按照护士交代好的注射时间、地点按时注射。

夜针注射的当日和次日都需要阴道冲洗，夜针后 36~38 小时取卵。

如果发生忘记打夜针的情况请尽快与医生联系，医生会尽力帮你补救。

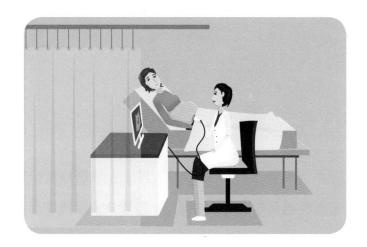

取卵术注意事项

取卵术前的注意事项

取卵术前一日请夫妻双方做好个人卫生，进入试管婴儿手术室一律不能化妆、喷浓郁香水，摘掉所有首饰，贵重物品请不要带入手术室。

取卵日早餐女方禁饮，可以进食少量食物，以馒头、面包等含水分少的食物为主。

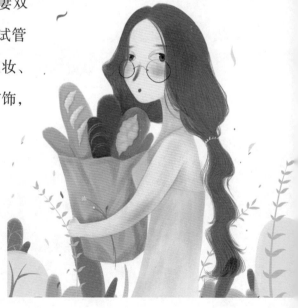

微刺激方案或者自然周期方案患者取卵日早上需到B超室做B超检查，确认卵泡没有排后方可以进入手术室。

试管婴儿手术室是层流洁净的环境，请大家进入手术室前务必脱鞋。进入后换好病号服，在手术等候区域不要大声喧哗，保持安静，等待手术。

取卵手术一般根据夜针的先后顺序进行，所以大家在休息室等待做好准备，如排空膀胱，药物塞肛门。

取卵手术是在阴道B超引导下进行的，时间短、痛苦小、安全性高。请勿过度紧张焦虑！

取卵术后观察1小时后方可离开，如有阴道出血、腹痛等症状及时告诉医务人员。

术后遵医嘱用药，如黄体支持、服用消炎药等。

术后加强营养，高蛋白、高维生素、清淡均衡饮食。

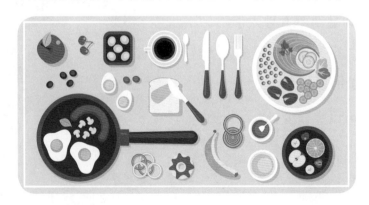

取卵术后的注意事项：

注意休息，清淡饮食，少吃多餐，避免食用胀气食物。

遵医嘱给予黄体支持，口服抗生素 3 天。

轻微腹胀腹痛，少量阴道出血属于正常现象，如症状明显，及时就诊。

72 小时后返院，取卵 >15 个或雌激素水平高，或不适严重，需要 B 超再次检查决定是否进行胚胎移植。

取精注意事项

取精前一日请男方赶到医院所在地，洗澡、更衣，保证充足睡眠，心情舒畅。

取精日男方带好结婚证、身份证原件以备审查。

男方可正常饮食，请提前排空膀胱。护士根据女方夜针时间安排取精顺序。如有取精困难者，请提前告诉医务人员，也可以在取精前一日跟男科医生沟通，提前一日取精。

取精室是层流洁净的环境，男方请换鞋入内，进入取精室先进行指纹识别，领取精液杯，清洗双手。需要手术取精的患者先找男科医生开单抽血，血结果出来后等待手术。

取精结束后男方在候诊厅等待结果，不能提前离开医院，需等女方取卵结束可以离开后，再陪同女方一起离院。

胚胎移植术注意事项

胚胎移植术前注意事项：

手术当日清晨自行清洗外阴，当天早晨可正常进食，但避免喝牛奶等易胀气的食物，喝水约800ml左右。

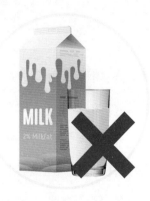

移植日 8:00 到护士站处报到等候手术，注意不要再解小便，以使膀胱充盈有利于胚胎移植手术的进行。

移植手术是个无创手术，不会疼痛，手术时间短，大约5分钟即可完成，无须紧张。移植术后采取舒适体位，放松情绪，避免长期卧床。家属可等待护士通知办理结账手续。

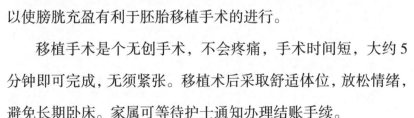

移植后注意事项：

移植后无须长时间卧床，可以正常活动，避免过度劳累。

多吃水果、蔬菜和易消化的食物，不要吃辛辣刺激性强的食物；注意预防感冒、胃肠炎（腹泻）、阴道炎等疾病。

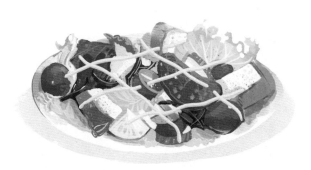

移植术后可能会出现腹胀、恶心、呕吐，严重者可出现少尿、呼吸困难等，如有不适及时就诊。

每天按医嘱给予黄体支持，不能擅自停药或擅自去其他医院开保胎药。在此期间如果出现下腹剧痛、阴道出血、胸闷、立起昏倒、腹胀、尿少等不适症状，请来电咨询或就近诊治。

移植后禁止性生活 3 周，如确诊怀孕，3 个月内禁止性生活。避免任何人为引起子宫收缩的行为。

移植后 12~14 天做尿妊娠试验，如阳性则于第 14 天抽血查血绒毛促性腺激素（HCG）。移植后 30 天请到医院做 B 超检查，如果可见宫内活胎，则询问黄体酮如何减量。如果宫内孕三胎必须减胎，严禁三胎出生。如在外院检查，请必须电话告知结果。

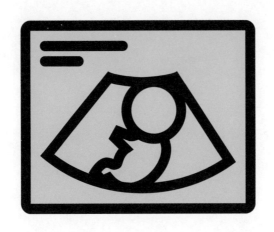

妊娠后定期产科检查，双胎妊娠者应加强产检次数。

如未妊娠，停药过几天会来月经，如果一周后仍未来月经，应回医院检查。有冷冻胚胎患者，第 2 个月的月经第 2 天或者 12 天及时到医院检查，准备冷冻胚胎移植；如果没有冷冻胚胎，休息 3 个月左右再到医院进行检查，准备再次试管婴儿。

一问"医"答

试管婴儿基础知识

试管婴儿是在试管里长大的吗?

试管婴儿,又称为体外受精 – 胚胎移植,是指把妈妈的卵子和爸爸的精子都拿到体外来,让它们在体外的环境中、人工帮助下完成受精过程,受精卵再在体外生长 3~6 天发育成早期胚胎,然后把它移植到妈妈的子宫中。最开始实验室条件不太好,这个过程是在试管中进行的,后来人们就叫它试管婴儿了。所以,试管宝宝在体外的时间不超过 7 天,其他过程跟正常宝宝一样在妈妈肚子里进行。

试管婴儿健康吗？它和自然孕育的孩子有什么区别吗？

试管婴儿是非自然受孕的，大家难免心存疑虑：通过试管婴儿技术诞生的孩子是否健康？身体、智力、心理等方面和自然受孕的孩子是否不同？自试管婴儿问世以来，它的安全性就引起了各界人士的高度关注，相关专家针对试管婴儿的出生缺陷进行了大量的追踪调查和研究。目前的科学证据表明，试管婴儿的子代健康状况属正常范围，辅助生殖技术并不会明显影响子代的体格、心理行为、青春期发育以及肿瘤等重大疾病或其他常见疾病的发生。世界第一例"试管婴儿"路易斯·布朗现已 40 岁，目前看来身体状况一切良好，已经通过自然受孕诞下了下一代。

父母亲的不孕会遗传给下一代吗？

对于患少弱精症、多囊卵巢综合征等有遗传倾向的夫妇，可能会担心会把疾病遗传给下一代。其实大可不必过分担忧下一代的生育问题。第一例试管婴儿路易斯已经自然受孕，自然分娩了。目前的试管婴儿技术已经可以让大多数夫妇圆一个做父母的梦，相信将来随着科学研究的不断发展，越来越多的人能实现这一愿望。

一代、二代、三代试管婴儿技术，是一代比一代先进吗？第三代是不是成功率最好？

试管婴儿里的"一、二、三代"并不像手机等更新换代的产品，按照代数划分先进级别，只是为区分不同的病情而命名。三种技术没有可比性，不能说哪种技术怀孕率高。
目前能开展试管婴儿治疗的生殖中心均能做第一、二代试管婴儿，第三代试管婴儿因技术更复杂，审核受到严格限制。

试管婴儿的成功率如何?

 成功率要看计算方法,目前全国各中心平均的新鲜胚胎移植活产率约为 42%,解冻胚胎移植活产率约为 40%,而一般一次取卵周期能得到几个胚胎,一次新鲜移植不成功还可以解冻再移植,故而一次取卵周期累积的活产率能达到 50%-60%。

 为什么年龄越大试管婴儿成功率越低?

 女方年龄是影响试管婴儿成功率最大的因素,一般来说,21~25 岁是她们生育能力最强的年龄段,然后在 30 岁之后随着女方年龄增加,生育能力逐渐下降,到了 35 岁以后下降得更加明显,到了 40 岁以后几乎很难再生育。这主要是由于年龄越大,卵巢功能越差,卵子的数量越少,质量越差。有研究发现,女性年龄越大,其卵子的染色体异常发生率越高。这是因为卵子的数量从出生就固定了,并不会更新和增加,30 岁和 50 岁的卵巢好比出厂 30 年和 50 年的产品,随着时间的推移老化也会越严重,获得好的胚胎的概率也越低。进行试管婴儿治疗虽然可以用药进行促排卵，但一般募集到的卵泡少之又少，而且胚胎形成后出现非整倍体概率高，即使成功怀上了，流产的概率也高。所以说女人生孩子要趁早，做试管婴儿也得趁早。

做一次试管婴儿要花多长时间，需要住院吗？

一个试管婴儿治疗周期大概是 2~3 个月左右，但具体的时长还是需要根据患者的实际情况来确定。一般在月经第 3 天开始术前检查，在第 2 个月经期开始试管婴儿治疗（包括降调节、促排卵阶段、胚胎体外培养并移植阶段、胚胎移植后黄体支持阶段）。一般检查、降调节和黄体支持阶段并不需要您频繁来医院。从促排卵阶段开始到移植结束，也就是需要您经常到医院的时间，大概在 10~20 天。不同方案所需时间不一样，如微刺激方案的促排卵时间仅数天。促排卵期每 1~2 天需要返院复查 B 超和验血，以便医生了解卵泡的生长情况，决定促排药物注射的天数和剂量。

大部分生殖中心不需要住院，有的生殖中心取卵手术需要全麻，会安排几天的住院。也有的患者发生了卵巢过度刺激综合征，需要住院观察。

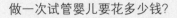 做一次试管婴儿要花多少钱？

试管婴儿的具体花费比较难准确估算，个人的体质、卵巢功能、对药物敏感程度的不同都会导致用药类型和时长的不同，从而产生不同费用。试管婴儿的费用一般分为四个部分：

1）术前检查费用

在进行试管婴儿助孕前，医院会要求夫妻双方都进行体检以排除一些不适合进行试管婴儿的疾病，如性传播疾病、肿瘤和其他不适合女方怀孕的疾病。

2）降调节、促排卵药费

通过药物促进多个卵泡发育是试管婴儿中的一个关键步骤，女性年龄和卵巢储备功能、对药物的敏感程度不一样，使用的药物、用药的时长也不一样，在费用上会出现较大的差异。年龄较大、肥胖或者有卵巢早衰情况的女性，用药量较大，费用也就相对较高。

3）手术费用

这部分费用包括了 B 超费、取卵、胚胎培养、胚胎移植的费用。如果一次性培养了较多胚胎，也会产生胚胎冷冻保存的费用，有些弱精、少精患者可能存在需要提前冷冻精子，第三代试管婴儿需要进行胚胎监测等等，这些情况都会增加一些费用。

4）黄体支持药物费用

移植胚胎后，需要使用黄体支持药物。常用黄体酮包括口服、注射、阴道用制剂，不同药物费用也存在较大差异。黄体支持用到 10 周左右。

试管婴儿可以选择男孩女孩吗？

国家法律禁止没有指征的性别选择，除非是有某些伴性染色体遗传病，比如生女孩得某病的概率大于生男孩。一代和二代试管婴儿不涉及遗传病的筛选，是不可能选择胚胎性别的，而某些第三代试管婴儿是可以选择性别的。

双胎是试管婴儿的最佳选择吗？

很多人都希望通过试管婴儿技术可以怀双胞胎。为此，有的人甚至没有不孕的指征也想做试管婴儿。但是大家大都只看到了抱上两个孩子的喜悦，却不知双胎的背后隐藏着更多的是悲伤的故事。双胞胎发生早产、流产的悲剧经常在医院上演。据统计数据报道，超过 60% 的双胎都在孕 37 周(足月)前分娩，超过 10% 的双胎在 32 周前就早产。而一般在 32 周前出生的宝宝，体重都低于 2000g，很难存活，新生儿的并发症很多。怀双胎的孕妇在妊娠期和分娩时也往往出现多种并发症，如早产、妊娠期高血压疾病、胎膜早破、贫血、妊娠期肝内胆汁淤积症、羊水过多、胎盘异常、产后出血等等。如今，越来越多的国内外高水平的中心已经把单胚胎移植作为辅助生殖成功的终极目标。一个有责任、有良心的医生不会鼓励患者双胎妊娠。

我难以忍受妊娠及生小孩的痛苦，或者是身体情况不允许怀孕，我可以选择代孕吗？

代孕是指代理孕母提供子宫，接受不孕夫妇的胚胎，代替他人生育后代的行为。由于代孕涉及复杂的伦理、法律及社会问题，不论是何缘由，当前我国对代孕的法律规定非常明确——完全禁止！

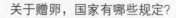关于赠卵，国家有哪些规定？

有正常生育能力的育龄妇女将卵子赠予不育夫妇，以助其生育，称为卵子赠送。提供卵子的一方为供卵方，接受他人卵子的一方为受卵方。《人类辅助生殖技术规范》规定，接受卵子赠送的适应证包括：丧失产生卵子的能力；女方是严重的遗传性疾病携带者或患者；具有明显的影响卵子数量和质量的因素。

赠卵应符合以下基本条件：

（一）赠卵是一种人道主义行为，禁止任何组织和个人以任何形式募集供卵者进行商业化的供卵行为；

（二）赠卵只限于人类辅助生殖治疗周期中剩余的卵子；

（三）对赠卵者必须进行相关的健康检查；

（四）赠卵者对所赠卵子的用途、权利和义务应完全知情并签订知情同意书；

（五）每位赠卵者最多只能使 5 名妇女妊娠；

（六）赠卵的临床随访率必须达 100％。

供卵试管婴儿的卵子来源是什么，
可以用自己亲属的卵子吗？

目前我国赠卵的来源为正在接受试管婴儿治疗的患者自愿捐出的卵子，供者与受者是双盲的，受者需给予供者一定的经济补偿。自己寻找和用亲属的卵子是不可以的。

关于供精，国家有哪些规定？

《人类精子库管理办法》规定，精子的采集与提供应当在经过批准的人类精子库中进行。未经批准，任何单位和个人不得从事精子的采集与提供活动。任何单位和个人不得以营利为目的进行精子的采集与提供活动。供精者只能在一个人类精子库中供精。《人类精子库基本标准和技术规范》规定，供精者应当符合以下基本条件：
（一）供精者必须原籍为中国公民；
（二）供精者赠精是一种自愿的人道主义行为；
（三）供精者必须达到供精者健康检查标准；
（四）供精者对所供精液的用途、权利和义务完全知情并签订供精知情同意书。

所有供精志愿者在签署知情同意书后，均要进行初步筛查，符合初筛条件后，还需接受进一步检查，达到健康检查标准后，方可供精。

需要接受供精的患者应在正规辅助生殖机构就诊，确诊病因，符合指征，方可使用供精治疗。被批准开展供精人工授精或体外受精－胚胎移植技术的机构必须使用卫生行政部门批准的人类精子库提供的精子。人类精子库不得向未取得资质的辅助生殖机构提供精子。

什么是人工授精，跟试管婴儿有什么区别？

经常有人会把人工授精和试管婴儿搞混，其实它们是完全两个不同的过程。人工授精的过程一般是男方通过手淫的方式取出精液，实验室对其进行优化处理后人为地注入女性的生殖道内，取代了夫妻同房的过程，它的过程和自然受孕十分相似。而试管婴儿是把精子和卵子都取出来在体外受精、培养，再将胚胎移植到子宫内。一般人工授精的成功率为 15% 左右，试管的成功率能达到 50% 以上。

试管婴儿治疗过程中，哪些时候
需要夫妻双方同时到场？

需要夫妻双方同时到场的情况有以下几种：
1. 初诊日，需书写男女双方病历资料；
2. 建档日，夫妻双方需提供证件，照相，录
   指纹，并签署知情同意书；
3. 女方取卵日同时是男方的取精日；
4. 胚胎移植日。

肥胖会影响怀孕吗？

是的，肥胖除了不利于美观和健康外，也不
利于生育。生殖中心常用体重指数来评估人
体的胖瘦：体重指数（BMI）= 体重（公斤）
÷ 身高（米）的平方。这种肥胖的测定的
方法十分客观实用。我国常用的 BMI 标准：
正常范围是 18.5~23.9，BMI ≥ 24 为超重，
BMI ≥ 28 为肥胖。肥胖会从以下几个方面影
响女性的生育力：
1. 影响内分泌，导致胰岛素抵抗，进而抑制

排卵；

2. 降低卵子的数量和质量；

3. 影响子宫内膜容受性，降低受孕能力；

4. 增加促排卵药物的使用剂量和时间，影响胚胎质量；

5. 增加孕期并发症。

肥胖不仅仅影响正常女性的受孕，对于做试管婴儿也是不利的。肥胖患者在怀孕后更容易发生流产、早产，及合并更多孕期并发症。因此，减肥对于生育来说是百益而无一害的。很多人并没有真正地意识到肥胖对身体和生育功能的危害，对医生提出的减肥建议不以为意。研究表明，超重的女性只要减少体重的5%~10%，就可以有效减少中心性脂肪的分布、提高胰岛素的敏感性，降低血浆胰岛素水平，增加获得卵子数，提高胚胎着床率，从而提高试管婴儿成功率。所以减肥是肥胖不孕女性的重要治疗手段。

减肥应该遵循运动和饮食合理搭配的原则，少吃多动，饮食上注意避免吃高糖、高油脂类的食物，并多吃含高纤维素的水果、蔬菜、杂粮等，存在胰岛素抵抗或糖尿病的要配合药物治疗。对于饮食控制及运动减重没有效果的女性朋友，还可以到医院的体重管理门诊寻求专业的帮助哦。

吸烟饮酒对生育有影响吗？

无论男女，吸烟对其生育力都有明显的负面影响，相比不吸烟的女性而言，吸烟的女性更难怀孕，怀孕后也更容易发生流产、早产。相对不吸烟的男性而言，吸烟男性产生的精子更少，活力减弱，畸形概率增加。但一旦停止吸烟，精子的数量减少是可逆转的。研究表明，戒烟能较大幅度改善辅助生殖技术的成功率，不吸烟的女性第 1 周期妊娠的概率比吸烟女性高 10%。

而轻中度的饮酒对生育力的影响较小，大量饮酒则会导致男女性的生育能力下降。母亲怀孕期间饮酒可能导致儿子精子质量下降。因此在进行试管婴儿治疗前医生会建议您戒烟，并且避免大量饮酒。

每次怀孕都流产了，干脆去做试管婴儿可以顺利分娩吗？

有些准妈妈经历了多次自然流产，就跑来要求做试管婴儿，以为通过试管婴儿就能解决上述问题，其实不然。一代和二代试管婴儿技术解决的是精子和卵子无法相遇的问题，这和胚胎能否顺利着床发育，能否避免流产没有必然联系。它的胚胎流产率与自然受孕的流产率相似；第三代试管婴儿技术可以在移植胚胎前对胚胎进行染色体和基因检测，筛选出没有问题的胚胎进行移植。故发生多次自然流产后需要寻找原因，若为染色体病、基因病引起的自然流产可以通过第三代试管婴儿技术改善。若为其他原因（如免疫因素）引起的自然流产，试管婴儿不能解决问题，可以尝试其他保胎措施。

 冷冻卵子靠谱吗？

 从著名女星徐某某赴美冷冻卵子的消息传出以来，"冻卵"这个名词渐渐被人们所熟知。很多大龄的单身女性暂时不想结婚，又为了不让自己后悔，都想效仿她的做法，先把卵子冻起来。按她的说法，她觉得，这就像是"世界上唯一的后悔药"。事实上，这种做法并不靠谱。首先，女性卵子的质量随年纪增大而下降。35岁之后，卵巢生理功能衰退，卵子质量下降，这样孕育的胚胎质量也下降，还可能出现卵子培育胚胎成功率比较低的现象。

哪怕就是冷冻卵子，也是越年轻越好。

此外，卵子比胚胎脆弱很多，对温度也十分敏感，进行冷冻、解冻复苏，还可能对卵子的细微结构、染色体造成损伤。使用冷冻卵子要经过复苏、受精和植入 3 个环节，每个环节都可能失败。因此，如果条件允许，最好还是选择自然生育的办法。

精液检查被诊断为没有精子，我是不是不可能有自己的孩子了？

精液常规化验诊断为无精子症的患者不一定就判了"死刑"。有些患者的精液里虽然没有精子，但还可能在睾丸或附睾中找到精子，可以通过穿刺取出精子进行第二代试管婴儿。如果患者睾丸里也没有精子，仍然想要一个拥有女方遗传物质的后代，就需要做供精的人工授精或试管婴儿。一般女方没有问题，可以进行供精的人工授精。若女方输卵管也有问题，则需要做供精的试管婴儿。

男方是乙肝携带者，可以做人工授精或试管婴儿吗？

若男方为乙肝病毒携带者，其他常规检查的项目无异常，可以做人工授精或试管婴儿。

男方做精液检查，到医院取精紧张，造成取精困难，怎么办？

首先请告知医生您所面临的问题，以获得帮助。使用特殊的避孕套进行同房取精，可以解决大部分取精紧张问题。

精子质量与男性年龄有关系吗？

男性的适宜生育年龄比女性要长，但和女性一样的是，20~35 岁是精子质量最佳的年龄，随着年龄的增加，生育能力也会逐渐下降，诸如精液常规、精子的 DNA、内分泌系统等都对胚胎质量产生一定的影响。一般建议男性的生育年龄不要超过 40 岁。

精液分析准吗？一次不达标是不育吗？

精液分析的结果受到诸多因素影响，抽烟、熬夜、检查距上次排精时间过长或过短等，都会产生极大的波动，从精液正常到少弱精子，到无精子都有可能，因此一次的精液分析异常不能下定论。男方不用太慌张，只需遵照医嘱调整生活方式，改变不良生活习惯后再复查。如果 2 次及以上提示少弱精子或更差的结果，则需要引起重视，进行进一步的检查和治疗。

睾丸穿刺会影响性生活吗？会影响以后生精功能吗？

睾丸穿刺目前多采用局部麻醉下睾丸细针穿刺，取得的组织很少，不会对性生活有影响，也不会影响生精功能。睾丸穿刺的风险为睾丸内出血，但发生概率不高。

我的精子畸形率超过了 90%，我还能生出正常的小孩吗？

精子畸形率跟后代出生缺陷没有直接关系。正常男性每次性生活中射出的精子数以亿计，即使是生育力正常的男性，往往精子的正常形态率也只在 4%~25% 之间，很少大于 25%，即意味着 75%~96% 的精子将被判定为畸形精子。

做试管婴儿之前医生让我吃避孕药，这不是更难怀上了吗？

"我是来怀孕的，吃避孕药，这不是不让怀吗？医生搞错了吧？" 总是遇见患者提出这样的问题，这是因为进行试管婴儿治疗时需要获得较多的成熟卵子，吃避孕药是为了让卵巢进入超促排之前获得充分的休息，使得促排时可以获得更多更好的卵子。再者，服用避孕药便于计算月经时间，方便安排治疗。

促排卵治疗

 为什么要用促排卵药物?

 在自然月经周期中每次都有多个卵泡发育,但最终只有一个能发育成熟(优势卵泡),其他的则闭锁凋亡。使用促排卵药物可以促使更多的卵泡一起发育和成熟,可以取到较多的卵子,形成多一些胚胎以供选择。

 试管婴儿对女性有伤害吗?

 在试管婴儿技术使用过程中,常常需要使用促排卵技术,会刺激多个卵泡同时发育。如果同时发育的卵泡数目过多，超过 15 个，就会造成卵巢过度刺激综合征，即出现腹胀、腹水、尿少等症状和体征。这是由于部分女性对促排卵药物过于敏感等原因所致。卵巢过度刺激综合征是能自愈的疾病，多数女性不需要特殊治疗，只有极个别患者需要住院治疗，预后良好。

促排卵会导致卵巢早衰吗？

很多准备做试管婴儿的女性朋友会担心："试管婴儿一次性促排卵那么多个，会不会把我的卵子提前取光，导致我提前衰老，提前绝经啊？"女性的卵子数量在胎儿时期就已经固定了，出生后不会再增多，而是逐渐减少。研究发现，出生时婴儿体内的卵子的数目可达到 200 万 ~300 万，但是自青春期开始到绝经期，女性一生中排出的卵子只有 400~500 个。这是为什么呢？原因就是卵子的发育是一批批进行的，每个月经周期中，随着体内激素水平的改变，有几十个卵子同时进入生长队列，开始长大。这些卵子能够长大，是因为细胞表面逐渐形成对激素敏感的"受体"（受体能接受激素刺激，对激素敏感）。其余卵子因为未形成受体，无法接受激素刺激，处于"静止期"（这些卵子不会被激素促大）。尽管有几十个卵子同时发育，但通常只有1~2个卵子可以最终成熟，形成"优势卵泡"，其余的都被"淘汰"。这颗优势卵泡，就好比体育竞技赛中的获得金牌的选手。促排卵的过程，是使用激素将同一时间段内把淘汰的这批卵泡重新拉回"生长队伍"，使之都发育形成优势卵泡。这就好比改变了竞技模式，将个人赛变成了团体赛，取前15名一样。因此，促排卵并不影响女性卵巢的"库存"，也不会导致卵巢早衰。

促排卵方案有哪些？一般根据什么定方案？

促排卵方案主要包括早卵泡期长方案、长方案、短方案、拮抗剂方案和微刺激方案。方案之间没有好坏之分，一般各生殖中心有自己主打的方案，这些主打方案是生殖中心的医生根据长期积累的经验得出的，使用起来也更加熟悉，都能获得不错的成功率。比如早卵泡期长方案（又叫超长方案）虽然周期长，但对子宫内膜的容受性比较好，胚胎容易种植；长方案可以获得更多的卵泡，培养出来的胚胎质量也很好；拮抗剂方案时间较短，患者不用经常来回跑，对卵巢反应高的女性可以减少卵巢过度刺激综合征的发生；微刺激方案适合年龄大、卵巢功能不好的患者。

促排卵是卵泡促得越多越好吗？

并不是这样的，最理想的结果是得到10~15个左右的成熟卵子，进行1次新鲜胚胎移植，2次冻胚移植，这样一次取卵就会拥有60%左右的累计成功率，这样是最稳妥有效的状态。许多患者总希望取到尽可能多的卵子，甚至在促排卵阶段互相攀比卵泡数目，其实完全没有必要，过多的卵泡数量往往意味着卵巢过度刺激的发生，同时卵子的质量也不一定好。超促排卵适度就是最好的，千万不要刻意追求卵子数量。对于年轻患者或多囊卵巢综合征患者，促排卵后容易发生卵巢过激，建议将胚胎冻起来，等待合适的时机再移植，以预防过度刺激的发生。

进入促排卵周期后感冒了，可以使用一些抗生素吗？感冒会不会影响取卵？

必要时可以使用对孕妇无影响的感冒药和抗生素。如果没有发热、咳嗽、咳痰等症状，一般不会影响取卵。

促排卵期间可以同房吗？

刚开始促排可以同房，在促排中后期，随着卵泡长大，卵巢也逐渐变大，容易发生扭转，严重的可能出现坏死，因此，医生会建议您在促排卵的后期避免剧烈运动，避免同房。

使用促排卵药物后出现肚子胀，这样正常吗？

使用促排卵药物的中后期，由于卵巢内发育的卵泡数增多，卵泡体积增大，卵巢也会相应变大，这时您可能会出现轻微腹胀、腹痛

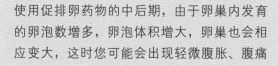

的现象，此时需注意避免剧烈活动。如果腹胀较严重则可能需要用药。若出现以上情况，建议您及时咨询您的主诊医生。

促排针里有药水和药粉是不是都要打入体内的呢？有的打针护士拿针筒来吸时有时往往吸不干净，还留有些液体在药瓶里，护士说药粉打进去就可以了，这说法对吗？

促排针里的药水是用来溶解药粉的，一般使用 1~2 毫升已足够溶解药粉，剩余的只是溶剂，不用注射。

促排卵需要多长时间？

一般做试管婴儿都会有促排卵过程，除非是一些自然周期的患者，整个过程的药量和时间需要根据患者的身体情况和选择的促排方案而定，因人而异。促排过程中，患者需要经常进行 B 超检查，记录卵巢内卵泡的发育情况，并且还会检查血液各种激素的水平，医生将会综合以上情况决定用药的量和时间，一般来说，打促排卵针的时间是 10~14 天，但有些可能短到 8 天，或长达 15~16 天。

"打夜针"是什么意思？

在进行试管婴儿治疗的患者必不可少地听过"打夜针"，或者说是"取卵扳机"，每个促排卵过程最终都要经历"打夜针"，相当于整个促排卵过程的收尾工作，卵泡生长到一定的阶段，需要模拟正常卵泡排卵前的激素变化，使用一种或几种特殊的药物促进卵母细胞最终的成熟，这个时间一般是在夜间进行，故而称为"打夜针"。

一般促排多少天可以打夜针？夜针可以拿回家打吗？打了夜针多久后取卵？

根据卵泡发育速度的不同，一般在使用促排卵药物后 8~14 天打夜针，夜针通常为肌内注射或皮下注射药物，可以在就近的诊所注射或自行注射；一般注射夜针后 34~36 小时取卵。

取卵

取卵手术到底痛不痛？整个过程是怎么样的？

取卵是用一根很细的穿刺针在阴道 B 超的引导下，经过阴道进入子宫再穿刺到卵巢，通过负压抽吸卵泡，整个手术过程比较简单，只需要十来分钟。大多数人认为取卵手术会非常痛，但实际上不是这样的，因为人的内脏疼痛感大大低于表皮，中间过程会有一点疼痛感，一般都可以忍受。至于是否要打麻醉药，各个中心不一样，有的觉得就疼一下，不用花那么多钱和时间去打麻药，也有的中心担心患者不配合会实施全麻。

B 超监测到多少卵泡我就能获得多少卵子吗？

卵泡与卵子不是同一个概念，有卵泡生长不一定有卵子，卵泡里有卵子也不全是有用的卵子。就像种花生一样，有的花生空有壳没有花生仁，有的花生仁没熟。B 超检测只能大致看看卵泡的大小，并不能看出里面有没有卵子，更不能看出卵子长得好不好，所以促排卵期间医生根据 B 超检测决定用药是一个很需要经验的过程，因此，选择一个成功率高的生殖中心就显得很有必要了。

取卵后肚子感觉不舒服是怎么回事呢？该怎样处理呢？

取卵后会有轻微的下腹不适，一般 2~3 天缓解或消失；如果取卵数量较多有可能发生卵巢过度刺激症状：出现腹胀、恶心、呕吐、呼吸困难、尿少等不适，此时您需要尽快复诊，并避免剧烈活动。

为什么有的卵子不受精?

卵子受精是一个复杂的过程，目前科学研究还没有完全了解受精过程中的所有机制。在试管婴儿技术中，卵子不受精的可能原因包括卵子不成熟、卵子成熟了但质量有问题、精子形态及功能异常，这些都会影响受精过程中的某一个或多个环节。一般情况下，实验室人员会让卵子和精子在实验室里自由结合数小时，若卵子未受精，会进行补救做卵泡浆内单精子注射，以防止卵子的浪费；若第 1 次补救失败，第 2 次取卵后实验室人员会考虑直接做二代试管婴儿。

为什么取得卵子数并不少，但最后却没有同样多的胚胎?

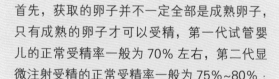

首先，获取的卵子并不一定全部是成熟卵子，只有成熟的卵子才可以受精，第一代试管婴儿的正常受精率一般为 70% 左右，第二代显微注射受精的正常受精率一般为 75%~80%；

其次，并非全部受精卵都可以完成卵裂发育成胚胎，卵裂率一般为 95% 以上；最后，即使卵子受精了，卵裂了，但发育成的胚胎质量有好有差，只有质量好的胚胎才能进行移植和冷冻，一般优质胚胎率在 50% 左右，所以并不是有多少卵子最后就会有多少胚胎。有个别的夫妻因为卵子质量差或精子质量有问题，其受精率、卵裂率、优质胚胎率都有明显的降低，有时甚至会没有好的胚胎可供移植。

移植前后

为什么有的时候有胚胎却不移植？

有的时候明明培养到了胚胎，却需要将它们冻起来待以后移植，这主要有以下几个原因：一是女方当时的身体状况不适合做移植，比如在之前的促排卵过程中发生卵巢过度刺激，出现腹水，如果当时移植会加重过激症状，威胁到女方生命安全，或者是子宫内膜太薄胚胎很难着床；二是由于选择的方案，比如拮抗剂方案自然周期，这些方案得到的胚胎很少，需要积攒几次再行移植，还有就是有的做第三代试管婴儿需要对胚胎进行活检，来不及新鲜移植。

移植囊胚的成功率是不是高些，是不是可以直接移植囊胚？

移植囊胚的成功率是高于移植第 3 天胚胎的，囊胚移植是国际治疗趋势。囊胚是经过进一步筛选的胚胎，而优质胚胎形成囊胚的概率约为 55%~60%，这意味着并不是所有的胚胎都能在体外培养成囊胚，对于胚胎数较少的患者可能没有囊胚形成。

胚胎移植手术痛苦吗？

胚胎移植是把一根提前装有胚胎的柔软的细管在腹部 B 超引导下经宫颈插入子宫腔内，然后把胚胎放入子宫。移植过程没有痛苦，不要过分紧张，因为精神过度紧张可能会引起子宫收缩，从而影响助孕结果，因此，在胚胎移植时尽可能放轻松。如果既往有困难移植史、宫外孕史要提前告知医生。

为什么通过手术移植胚胎还可能发生宫外孕，是不是因为医生技术不好？

经常遇到患者质问："胚胎移植到子宫内竟然还会发生宫外孕？"其实试管婴儿技术本身是无法避免宫外孕的发生的，相反，试管婴儿的宫外孕发生率还要比正常人高。这是因为移植到子宫内的胚胎不是马上着床的，它会在子宫内游走3天左右发育到囊胚，再在子宫内膜上寻找合适的地方着床。而这3天的游走就是宫外孕发生的关键，如果恰巧胚胎游走到输卵管，又恰巧女方输卵管有不通畅、出血、粘连等情况，让胚胎可进不可出，这就迫使胚胎在输卵管种植，宫外孕就发生了。来做试管婴儿的女性输卵管出血病变的概率大于正常人，这也就是试管婴儿发生宫外孕的概率高的原因，并不是技术的问题，这只是比较的人群基础情况不一样。但是如果患者移植的是第5或6天的囊胚，那发生宫外孕的概率就会小很多。

医生说我以前做过剖宫产，需要减胎，这是为什么呢？

 做过剖宫产或子宫肌瘤挖除术的子宫称为疤痕子宫，有过这种手术史的女性怀双胎时风险高，容易发生子宫破裂、手术疤痕处妊娠、胎盘植入等异常情况，严重的会危及母儿生命，一般建议怀单胎。若怀上双胎或三胎建议减胎。

 疤痕子宫可以移植 2 个胚胎吗？

 经过专家临床实验证明，移 1 个或移 2 个胚胎的胚胎种植率、临床妊娠率、流产率和活产率均没有明显差异，但移植 2 个胚胎，导致怀双胎的概率大大增加，而移植后再减胎也有风险，不是移植的最佳选择。医生对于疤痕子宫按年龄划分有不同的处理方式，目的都是为了让您健康地怀上孩子，安全地生下孩子。35 岁以下的疤痕子宫一般建议移植 1 枚胚胎，35 岁以上的由于生育力下降，酌情可以考虑移植 2 枚胚胎。

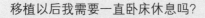 移植以后我需要一直卧床休息吗？

"医生，我移植后是不是要卧床休息啊，走路走多了胚胎会不会掉出来啊？"很多做试管婴儿的准妈妈道听途说，以为移植后必须卧床休息，尽可能减少活动。即使医生反复叮嘱可以活动，她们还是会在胚胎移植后选择长时间卧床休息，有的甚至静卧一个月，然而这样并没有任何益处。

事实上，子宫是一个负压的容器，放入宫腔的胚胎会被宫腔紧紧吸附，不可能会掉出来。研究表明，胚胎移植后卧床休息的时间长短对妊娠率并无明显影响，相反，移植后小心翼翼地卧床静养可能并不利于胚胎着床。原因如下：

第一，长时间卧床不动，保持一个体位，会导致腰酸背痛等不适体验，无所事事会加重心理负担，不利于胚胎着床。相反，适当活动能转移注意力，让心情变得轻松。

第二，长时间的卧床会影响血液循环，使用雌孕激素、取卵、受孕等都会导致血液处于高凝状态，卧床更不利于血液循环，会影响宫腔血液灌注，进一步影响胚胎着床，甚至可能导致血栓形成，危及生命。

移植后有着床一般都有腹痛、胸部胀痛等症状吗？没有这些症状是不是代表不成功？

不是每位患者都有明显的胸部不适，着床不一定会腹痛，没有这些症状并不意味着没有成功，建议您减少焦虑情绪，正常工作，按时验孕。

移植前后多使用保胎药物是不是更利于胚胎着床？

移植之后，首先要保证胚胎着床。"小种子"会在子宫腔内种植下来，伸出血管与母亲建立血液循环，就像小树生出树根，扎根于土地。因此，移植后医生会使用一些温和的黄体支持的药物支持胚胎的发育。

然而不少做试管婴儿的准妈妈们在胚胎移植后，验孕时间未到就急着想去验血，或有出血的症状，出现异常情况就跑去外面找医生开偏方保胎，其实是没有必要的。提前验孕血人绒毛膜促性腺激素（HCG）值必然低，出血也分很多种情况，也不是代表胚胎一定就出现问题了。

孕早期是胚胎器官发育的关键时期，胚胎非常娇弱，容易受到药物等外界因素影响而导致畸形，任何多余的刺激都可能对胚胎的发育造成影响。该阶段不必用药时，应该果断不用，如必须用药，一定要在生殖中心医生的指导下谨慎使用，包括保胎药物在内的一切药物均不应滥用。

此外，精神心理也是影响成功率的一大因素。精神紧张会影响女性体内的激素水平，造成子宫、输卵管肌肉收缩紊乱，影响胚胎着床。思虑过度，饮食、睡眠质量下降也会加重身体负担，影响成功率。因此，在助孕过程中女性朋友一定要保持良好的情绪和愉悦的心态。尝试调节心情，不患得患失，才能让怀孕变得轻松简单。

我移植的是优质胚胎，为什么我没有怀孕？

试管婴儿的成功率受胚胎质量、子宫内膜的情况、人体内分泌环境等多方面因素的影响。虽然医生选择优质胚胎放入子宫腔，但是目前种植率也只有 30%~40%，囊胚的种植率要更高一些，但都不可能达到 100%。

这是因为现阶段生殖医学界普遍采用的方法是根据胚胎发育的速度/外观来评价胚胎质量的，这种方法和胚胎的发育潜能有一定的相关性，但不能反映胚胎真正的质量，如是否存在染色体异常或基因的缺陷，这就好比我们通过外形能看出一个人的美丑，却无法准确了解他身体健康状况一样。尤其对于高龄的女性来说，卵巢功能的老化，导致卵子形成非整倍体的概率大幅提高，更不能光凭形态学来推测着床的概率。

另外胚胎能否种植还受子宫内膜的容受性的影响，子宫内膜就像是土地一样，如果土地不好，种子再好也不能发芽、长大。因此，移植失败后需要多方面排除原因，也许再一次尝试，就有可能成功。

移植后要注意什么？

移植后注意避免剧烈活动、提取重物，避免过度劳累，避免生冷、油腻、辛辣刺激食物，并避免接触有毒有害物质等，同时戒烟戒酒。

大致来说，正常的生活、工作不会影响胚胎着床，不必特意请假休息，也不必整日在家躺着不动，相反，适量的活动有利于胚胎着床。

 移植 1 次可以放几个胚胎？

 按照卫生部门相关规定：年龄小于 35 周岁并第 1 次进行胚胎移植，最多只能移植 2 枚胚胎；第 2 周期移植或年龄超过 35 周岁（包括 35 周岁）最多只能放入 3 枚胚胎。

 为什么移植完了一般都会把剩余的胚胎冷冻起来？

 通常移植后会冷冻 1~2 个第 3 天的卵裂期胚胎，再把剩余的拿去培养成囊胚，并冷冻起来。这样做的好处是确保移植失败后还有胚胎可以做下一个复苏周期，不用从促排卵重头再来了。而培养囊胚的好处是为了降低冷冻胚胎的费用，培养囊胚是胚胎优胜劣汰的过程，避免一些劣质胚胎浪费患者的财产，但囊胚形成率大概是 1/3，所以也会先冷冻几个第 3 天的胚胎。

移植后早期，阴道有少量咖啡色分泌物是怎么回事？有无影响？

如果无剧烈腹痛等症状，为种植期出血可能性大，是正常现象，没有影响。

单胎还是双胎什么时候可以知道？第 14 天的抽血结果可以判断吗？

验孕后 2~3 周进行 B 超检查可以获知妊娠胎数，验孕日抽血结果无法准确判断妊娠胎数。

如果怀了双胞胎及以上的多胞胎时，什么情况下需要减胎？

单胎妊娠对母亲和胎儿最安全；双胎妊娠者发生早产、流产及其他妊娠期并发症风险均增加，建议减胎；怀孕3胎或以上必须减胎。

移植术后多久可以测出是否怀孕？

移植术后13天可以自测晨尿看是否呈妊娠反应阳性，14天检测人绒毛膜促性腺激素（HCG）确定是否妊娠。不要过早检测，以免因药物作用引起假阳性或胚胎着床晚，血值低影响心情。

移植后为什么要一直用黄体酮？

促排卵不同于正常月经周期，我们通过打夜针——注射人绒毛膜促性腺激素（HCG）使卵泡最终成熟，取卵后留在卵巢的黄体细胞缺乏激素的刺激，分泌雌孕激素的能力下降，所以需要外源性补充足够的黄体酮来进行黄体支持，以维持妊娠。直至孕10周左右，胎盘功能逐渐形成，再慢慢减去外源性黄体酮，让胎盘发挥作用。

请问做试管婴儿的预产期是怎么计算的？

首先计算您的末次月经时间：一般认定移植前17天为末次月经时间，从该时间算起40周后为您的预产期。如2013年10月29日移植，则末次月经时间为2013年10月12日，预产期为2014年7月19日（预产期可以由末次月经的月份减3，日期加7计算得到）。

试管婴儿治疗后，怀孕期间在饮食上有什么要求？

试管婴儿孕妇与自然怀孕的孕妇几乎遵循同样的原则。饮食应低糖易消化，富含蛋白质和维生素，均衡搭配营养，并且应多喝水以及多食富含纤维素与果胶的蔬菜，以利通便。不宜过多饮茶和喝一些咖啡因和生物碱含量过高的饮料，不宜多吃含热性香料以及油炸、炒制等热性食品，不宜吃生冷不洁或变质食物。

阴道用黄体酮缓释凝胶和黄体酮注射液，哪种效果要好些？

 两者的临床效果类似，临床妊娠率和活产率相似。阴道用黄体酮缓释凝胶可以自己在家给药，使用方便，药物不入血，通过局部发挥作用，缺点是价格相对昂贵，药物残渣太多时需要清理；黄体酮注射液的血药浓度稳定，价格低廉，但容易形成无菌性炎症，局部皮肤形成硬块，难以消除。一般医生建议先采用副作用较小的阴道用黄体酮缓释凝胶，如有不适或出现阴道出血，则换成肌内注射。

 在怀孕初期做 B 超检查会对胎儿不利吗？

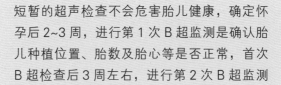 短暂的超声检查不会危害胎儿健康，确定怀孕后 2~3 周，进行第 1 次 B 超监测是确认胎儿种植位置、胎数及胎心等是否正常，首次 B 超检查后 3 周左右，进行第 2 次 B 超监测观察胚胎发育是否正常。

PART 8

附录

人类辅助生殖技术和人类精子库伦理原则

一、人类辅助生殖技术伦理原则

人类辅助生殖技术是治疗不育症的一种医疗手段。为安全、有效、合理地实施人类辅助生殖技术，保障个人、家庭以及后代的健康和利益，维护社会公益，特制定以下伦理原则。

（一）有利于患者的原则

1.综合考虑患者病理、生理、心理及社会因素，医务人员有义务告诉患者目前可供选择的治疗手段、利弊及其所承担的风险，在患者充分知情的情况下，提出有医学指征的选择和最有利于患者的治疗方案；

2.禁止以多胎和商业化供卵为目的的促排卵；

3. 不育夫妇对实施人类辅助生殖技术过程中获得的配子、胚胎拥有其选择处理方式的权利，技术服务机构必须对此有详细的记录，并获得夫、妇或双方的书面知情同意；

4. 患者的配子和胚胎在未征得其知情同意情况下，不得进行任何处理，更不得进行买卖。

（二）知情同意的原则

1. 人类辅助生殖技术必须在夫妇双方自愿同意并签署书面知情同意书后方可实施；

2. 医务人员对人类辅助生殖技术适应证的夫妇，须使其了解：实施该技术的必要性、实施程序、可能承受的风险以及为降低这些风险所采取的措施、该机构稳定的成功率、每周期大致的总费用及进口、国产药物选择等与患者做出合理选择相关的实质性信息；

3. 接受人类辅助生殖技术的夫妇在任何时候都有权提出中止该技术的实施，并且不会影响对其今后的治疗；

4. 医务人员必须告知接受人类辅助生殖技术的夫妇及其已出生的孩子随访的必要性；

5. 医务人员有义务告知捐赠者对其进行健康检查的必要性，并获取书面知情同意书。

（三）保护后代的原则

1. 医务人员有义务告知受者通过人类辅助生殖技术出生的后代与自然受孕分娩的后代享有同样的法律权利和义务，包括后代的继承权、受教育权、赡养父母的义务、父母离异时对孩子监护权的裁定等；

2. 医务人员有义务告知接受人类辅助生殖技术治疗的夫妇，他们通过对该技术出生的孩子（包括对有出生缺陷的孩子）负有伦理、道德和法律上的权利和义务；

3. 如果有证据表明实施人类辅助生殖技术将会对后代产生严重的生理、心理和社会损害，医务人员有义务停止该技术的实施；

4. 医务人员不得对近亲间及任何不符合伦理、道德原则的精子和卵子实施人类辅助生殖技术；

5. 医务人员不得实施代孕技术；

6. 医务人员不得实施胚胎赠送助孕技术；

7. 在尚未解决人卵胞浆移植和人卵核移植技术安全性问题之前，医务人员不得实施以治疗不育为目的的人卵胞浆移植和人卵核移植技术；

8. 同一供者的精子、卵子最多只能使 5 名妇女受孕；

9. 医务人员不得实施以生育为目的的嵌合体胚胎技术。

（四）社会公益原则

1. 医务人员必须严格贯彻国家人口和计划生育法律法规，不得对不符合国家人口和计划生育法规和条例规定的夫妇和单身妇女实施人类辅助生殖技术；

2. 根据《母婴保健法》，医务人员不得实施非医学需要的性别选择；

3. 医务人员不得实施生殖性克隆技术；

4. 医务人员不得将异种配子和胚胎用于人类辅助生殖技术；

5. 医务人员不得进行各种违反伦理、道德原则的配子和胚胎实验研究及临床工作。

（五）保密原则

1. 互盲原则：凡使用供精实施的人类辅助生殖技术，供方与受方夫妇应保持互盲、供方与实施人类辅助生殖技术的医务人员应保持互盲、供方与后代保持互盲；

2. 机构和医务人员对使用人类辅助生殖技术的所有参与者（如卵子捐赠者和受者）有实行匿名和保密的义务。匿名是藏匿供体的身份；保密是藏匿受体参与配子捐赠的事实以及对受者有关信息的保密；

3. 医务人员有义务告知捐赠者不可查询受者及其后代的一

切信息，并签署书面知情同意书。

（六）严防商业化的原则

机构和医务人员对要求实施人类辅助生殖技术的夫妇，要严格掌握适应证，不能受经济利益驱动而滥用人类辅助生殖技术。

供精、供卵只能是以捐赠助人为目的，禁止买卖，但是可以给予捐赠者必要的误工、交通和医疗补偿。

（七）伦理监督的原则

1. 为确保以上原则的实施，实施人类辅助生殖技术的机构应建立生殖医学伦理委员会，并接受其指导和监督；

2. 生殖医学伦理委员会应由医学伦理学、心理学、社会学、法学、生殖医学、护理学专家和群众代表等组成；

3. 生殖医学伦理委员会应依据上述原则对人类辅助生殖技术的全过程和有关研究进行监督，开展生殖医学伦理宣传教育，并对实施中遇到的伦理问题进行审查、咨询、论证和建议。

二、人类精子库的伦理原则

为了促进人类精子库安全、有效、合理地采集、保存和提供精子，保障供精者和受者个人、家庭、后代的健康和权益，维护社会公益，特制定以下伦理原则。

（一）有利于供受者的原则

1. 严格对供精者进行筛查，精液必须经过检疫方可使用，以避免或减少出生缺陷，防止性传播疾病的传播和蔓延；

2. 严禁用商业广告形式募集供精者，要采取社会能够接受、文明的形式和方法，应尽可能扩大供精者群体，建立完善的供精者体貌特征表，尊重受者夫妇的选择权；

3. 应配备相应的心理咨询服务，为供精者和自冻精者解决可能出现的心理障碍；

4. 应充分理解和尊重供精者和自冻精者在精液采集过程中可能遇到的困难，并给予最大可能的帮助。

（二）知情同意的原则

1. 供精者应是完全自愿地参加供精，并有权知道其精液的用途及限制供精次数的必要性（防止后代血亲通婚），应签署书面知情同意书；

2. 供精者在心理、生理不适或其他情况下有权终止供精，同时在适当补偿精子库筛查和冷冻费用后，有权要求终止使用已被冷冻保存的精液；

3. 需进行自精冷冻保存者也应在签署知情同意书后，方可实施自精冷冻保存。医务人员有义务告知自精冷冻保存者采用该项技术的必要性、目前的冷冻复苏率和最终可能的治疗结果；

4. 精子库不得采集、检测、保存和使用未签署知情同意书者的精液。

（三）保护后代的原则

1. 医务人员有义务告知供精者，对其供精出生的后代无任何的权利和义务；

2. 建立完善的供精使用管理体系，精子库有义务在匿名的情况下，为未来人工授精后代提供有关医学信息的婚姻咨询服务。

（四）社会公益原则

1. 建立完善的供精者管理机制，严禁同一供精者多处供精并使五名以上妇女受孕；

2. 不得实施无医学指征的 X、Y 精子筛选。

（五）保密原则

1. 为保护供精者和受者夫妇及所出生后代的权益，供者和受者夫妇应保持互盲，供者和实施人类辅助生殖技术的医务人员应保持互盲，供者和后代应保持互盲；

2. 精子库的医务人员有义务为供者、受者及其后代保密，精子库应建立严格的保密制度并确保实施，包括冷冻精液被使用时应一律用代码表示，冷冻精液的受者身份对精子库隐匿等措施；

3.受者夫妇以及实施人类辅助生殖技术机构的医务人员均无权查阅供精者证实身份的信息资料，供精者无权查阅受者及其后代的一切身份信息资料。

（六）严防商业化的原则

1.禁止以盈利为目的的供精行为。供精是自愿的人道主义行为，精子库仅可以对供者给予必要的误工、交通和其所承担的医疗风险补偿；

2.人类精子库只能向已经获得卫生部人类辅助生殖技术批准证书的机构提供符合国家技术规范要求的冷冻精液；

3.禁止买卖精子，精子库的精子不得作为商品进行市场交易；

4.人类精子库不得为追求高额回报降低供精质量。

（七）伦理监督的原则

1.为确保以上原则的实施，精子库应接受由医学伦理学、心理学、社会学、法学和生殖医学、护理、群众代表等专家组成的生殖医学伦理委员会的指导、监督和审查；

2.生殖医学伦理委员会应依据上述原则对精子库进行监督，并开展必要的伦理宣传和教育，对实施中遇到的伦理问题进行审查、咨询、论证和建议。

人类精子库基本标准和技术规范

一、人类精子库基本标准

人类精子库是以治疗不育症及预防遗传病和提供生殖保险等为目的,利用超低温冷冻技术,采集、检测、保存和提供精子。

(一)机构设置条件

1. 人类精子库必须设置在持有《医疗机构执业许可证》的综合性医院、专科医院或持有《计划生育技术服务执业许可证》的省级以上(含省级)计划生育服务机构内,其设置必须符合《人类精子库管理办法》的规定;

2. 中国人民解放军医疗机构中设置人类精子库的,根据两个《办法》规定,由所在省、自治区、直辖市卫生厅局或总后卫生部科技部门组织专家论证评审、审核，报国家卫生部审批；

3. 中外合资、合作医疗机构必须同时持有卫生部批准证书和原外经贸部（现商务部）颁发的《外商投资企业批准证书》；

4. 人类精子库必须具有安全、可靠、有效的精子来源；机构内如同时设有人类精子库和开展人类辅助生殖技术，必须严格分开管理；

5. 设置人类精子库必须获得卫生部的批准证书。

（二）人类精子库基本任务

1. 对供精者进行严格的医学和医学遗传学筛查，并建立完整的资料库；

2. 对供精者的精液进行冷冻保存，用于治疗不育症、提供生殖保险等服务；

3. 向持有卫生部供精人工授精或体外受精 – 胚胎移植批准证书的机构提供健康合格的冷冻精液和相关服务；

4. 建立一整套监控机制，以确保每位供精者的精液标本最多只能使 5 名妇女受孕；

5. 人类精子库除上述基本任务外，还可开展精子库及其相应的生殖医学方面的研究，如：供精者的研究、冷藏技术的研究和人类精子库计算机管理系统的研究等。

（三）工作部门设置及人员要求

1. 工作部门设置

根据人类精子库的任务，下设 4 个工作职能部门：

（1）精液采集部门：筛选献精者，采集精液；

（2）精液冷冻部门：精液冷冻与保存；

（3）精液供给部门：受理用精机构的申请、审核其资格并签定供精合同和供给精液；

（4）档案管理部门：建立供精者及用精机构人工授精结局的反馈信息等档案管理制度和计算机管理系统。

2. 工作人员要求

（1）精子库至少配备 5 名专职专业技术人员，人员构成如下：

①配备 1 名具有高级专业技术职称、从事生殖医学专业的执业医师；

②配备 1 名具有医学遗传学临床经验中级以上职称的技术人员；

③配备实验技师 2 名，要具备男科实验室操作技能并熟悉世界卫生组织精液分析标准程序、生物细胞冷冻保存有关的知识及冷冻保存技术，掌握传染病及各类感染特别是性病的检测

及其它临床检验知识和技能；

④配备管理人员 1 名，具有计算机知识和操作技能并有一定管理能力。

（2）所有工作人员必须具备良好的职业道德。

（四）场所和设备要求

1. 人类精子库各种工作用房的规模必须符合下列要求

（1）供精者接待室使用面积 15 平方米以上；

（2）取精室 2 间（每间使用面积 5 平方米以上），有洗手设备；

（3）人类精子库实验室使用面积 40 平方米以上；

（4）标本存储室使用面积 15 平方米以上；

（5）辅助实验室（进行性传播疾病及一般检查的实验室）使用面积 20 平方米以上；

（6）档案管理室使用面积 15 平方米以上。

2. 人类精子库仪器设备配制基本标准

（1）能储存 1 万份精液标本的标本储存罐；

（2）程序降温仪 1 套；

（3）34 升以上液氮罐 2 个；

（4）精子运输罐 3 个以上；

（5）37摄氏度恒温培养箱和水浴箱各1台；

（6）超净台2台；

（7）相差显微镜1台；

（8）恒温操作台1套；

（9）离心机1台；

（10）电子天平1台；

（11）加热平台及搅拌机各1台；

（12）计算机1台及文件柜若干个；

（13）冰箱1台；

（14）纯水制作装置1套（或所在机构具备）；

（15）精液分析设备。

3. 人类精子库或其所在机构必须具备染色体核型分析的技术和相关设置。

（五）管理

1. 业务管理

人类精子库必须对精液的采供进行严格管理，并建立供精者、用精机构反馈的受精者妊娠结局及子代信息的计算机管理档案库，控制使用同一供精者的精液获得成功妊娠的数量，防止血亲通婚。具体包括：

（1）建立供精者筛选和精液采集、冻存、供精、运输的流程；

（2）按流程顺序作好记录；

（3）作好档案管理：精子库档案管理应设专用计算机，所有资料应备份，文字资料应放置整齐有序，注意防火、防盗及保密。人类精子库资料应永久保存；

（4）严格控制每一位供精者第一次供出去精液的数量最多只能提供5名不育妇女使用，待受者结局信息反馈后，再以递减方式（下次提供的受者人数=5名受者－其中已受孕人数）决定下一轮发放的数量，以确保每一供精者的精液标本最多只能使5名妇女受孕；

（5）精子库必须将供精者的主要信息如：姓名、年龄、身份证号和生物学特性的标志等上报精子库中央信息库，予以备案，信息库工作人员必须对各精子库提供的信息保密；

（6）各精子库必须将拟定的供精候选人身份情况上报精子库中央信息库，信息库必须在10个工作日内反馈信息，以确保供精者只在一处供精；

（7）做好随访工作：每月定期收集用精机构精液标本使用情况并记录受精者的有关反馈信息，包括受者妊娠、子代的发育状况、有无出生缺陷及受者使用冷冻精液后是否出现性传播疾病的临床信息等。

2. 质量管理

（1）人类精子库必须按《供精者健康检查标准》进行严格筛查，保证所提供精子的质量；

（2）人类精子库必须具备完善、健全的规章制度，包括业务和档案管理规范、技术操作手册及人类精子采供计划书（包括采集和供应范围等）等；

（3）必须定期或不定期对人类精子库进行自查，检查人类精子库规章制度执行情况、精液质量、服务质量及档案资料管理情况等，并随时接受审批部门的检查或抽查。

3. 保密原则

（1）人类精子库工作人员应尊重供精和受精当事人的隐私权并严格保密；

（2）除司法机关出具公函或相关当事人具有充分理由同意查阅外，其他任何单位和个人一律谢绝查阅供精者的档案；确因工作需要及其他特殊原因非得查阅档案时，则必须经人类精子库机构负责人批准，并隐去供精者的社会身份资料；

（3）除精子库负责人外，其他任何工作人员不得查阅有关供精者身份资料和详细地址。

二、人类精子库技术规范

（一）供精者基本条件

1. 供精者必须原籍为中国公民；

2. 供精者赠精是一种自愿的人道主义行为；

3. 供精者必须达到供精者健康检查标准；

4. 供精者对所供精液的用途、权利和义务完全知情并签订供精知情同意书。

（二）自精保存者基本条件

1. 接受辅助生殖技术时，有合理的医疗要求，如取精困难者和少、弱精症者。

2. 出于"生殖保险"目的

（1）需保存精子以备将来生育者；

（2）男性在其接受致畸剂量的射线、药品、有毒物质、绝育手术之前，以及夫妻长期两地分居，需保存精子准备将来生育等情况下要求保存精液。

3. 申请者须了解有关精子冷冻、保存和复苏过程中可能存在的影响，并签订知情同意书。

（三）人类精子库不得开展的工作

1. 人类精子库不得向未取得卫生部人类辅助生殖技术批准证书的机构提供精液；

2. 人类精子库不得提供未经检验或检验不合格的精液；

3. 人类精子库不得提供新鲜精液进行供精人工授精，精液冷冻保存需经半年检疫期并经复检合格后，才能提供临床使用；

4. 人类精子库不得实施非医学指征的，以性别选择生育为目的的精子分离技术；

5. 人类精子库不得提供2人或2人以上的混合精液；

6. 人类精子库不得采集、保存和使用未签署供精知情同意书者的精液；

7. 人类精子库工作人员及其家属不得供精；

8. 设置人类精子库的科室不得开展人类辅助生殖技术，其专职人员不得参与实施人类辅助生殖技术。

（四）供精者筛查程序及健康检查标准

所有供精志愿者在签署知情同意书后，均要进行初步筛查，初筛符合条件后，还须接受进一步的检查，达到健康检查标准后，方可供精。

1. 供精者的初筛

供精者的年龄必须在 22~45 周岁之间，能真实地提供本人及其家族成员的一般病史和遗传病史，回答医师提出的其他相关问题，按要求提供精液标本以供检查。

（1）病史筛查

①病史

询问供精者的既往病史、个人生活史和性传播疾病史。

A、既往病史

供精者不能有全身性疾病和严重器质性疾患，如心脏病、糖尿病、肺结核、肝脏病、泌尿生殖系统疾病、血液系统疾病、高血压、精神病和麻风病等。

B、个人生活史

供精者应无长期接触放射线和有毒有害物质等情况，没有吸毒、酗酒、嗜烟等不良嗜好和同性恋史、冶游史。

C、性传播疾病史

询问供精者性传播疾病史和过去六个月性伴侣情况，是否有多个性伴侣，排除性传播疾病（包括艾滋病）的高危人群。供精者应没有性传播疾病史，如淋病、梅毒、尖锐湿疣、传染性软疣、生殖器疱疹、艾滋病、乙型及丙型肝炎，并排除性伴侣的性传播疾病、阴道滴虫病等疾患。

②家系调查

供精者不应有遗传病史和遗传病家族史

A、染色体病：排除各种类型的染色体病。

B、单基因遗传病：排除白化病、血红蛋白异常、血友病、遗传性高胆固醇血症、神经纤维瘤病、结节性硬化症、β-地中海贫血、囊性纤维变性、家族性黑蒙性痴呆、葡萄糖-6-磷酸脱氢酶缺乏症、先天性聋哑、Prader-willi综合征、遗传性视神经萎缩等疾病。

C、多基因遗传病：排除唇裂、腭裂、畸形足、先天性髋关节脱位、先天性心脏病、尿道下裂、脊柱裂、哮喘、癫痫症、幼年糖尿病、精神病、类风湿性关节炎、严重的高血压病、严重的屈光不正等疾病。

（2）体格检查

①一般体格检查：供精者必须身体健康，无畸形体征，心、肺、肝、脾等检查均无异常，同时应注意四肢有无多次静脉注射的痕迹；

②生殖系统检查：供精者生殖系统发育良好，无畸形，无生殖系统溃疡、尿道分泌物和生殖系统疣等疾患。

2. 实验室检查

（1）染色体检查：供精者染色体常规核型分析必须正常，排除染色体异常的供精者；

（2）性传播疾病的检查

①供精者乙肝及丙肝等检查正常；

②供精者梅毒、淋病、艾滋病等检查阴性；

③供精者衣原体、支原体、巨细胞病毒、风疹病毒、单纯疱疹病毒和弓形体等检查阴性；

④精液应进行常规细菌培养，以排除致病菌感染。

（3）精液常规分析及供精的质量要求

对供精者精液要做常规检查。取精前要禁欲 3~7 天。精液质量要求高于世界卫生组织《人类精液及精子 – 宫颈黏液相互作用实验室检验手册》（1999 年第四版）精液变量参考值的标准：精液液化时间少于 60 分钟，精液量大于 2 毫升，密度大于 60×10^6/ 毫升，存活率大于 60%，其中前向运动精子大于 60%，精子正常形态率大于 30%。

（4）ABO 血型及 Rh 血型检查

（5）冷冻复苏率检查

应进行精子冷冻实验。前向运动精子冷冻复苏不低于 60%。

3. 供精者的随访和管理：精子库应加强对供精者在供精过程中的随访和管理

（1）供精者出现下述情况，应立即取消供精资格：

①生殖器疣；

②生殖器疱疹；

③生殖器溃疡；

④尿道异常分泌物；

⑤供精者有新的性伴侣。

（2）至少每隔半年对供精者进行一次全面检查；

（3）精子库应追踪受精者使用冷冻精液后是否出现性传播疾病的临床信息；

（4）供精者 HIV 复查：精液冻存六个月后，须再次对供精者进行 HIV 检测，检测阴性方可使用该冷冻精液。

4. 对外提供精子的基本标准

对外供精用于供精人工授精或体外受精 – 胚胎移植的冷冻精液，冷冻复苏后前向运动精子（a+b 级）不低于 40%，每份精液中前向运动精子的总数不得低于 12×10^6。

人类辅助生殖技术管理办法

第一章 总 则

第一条 为保证人类辅助生殖技术安全、有效和健康发展，规范人类辅助生殖技术的应用和管理，保障人民健康，制定本办法。

第二条 本办法适用于开展人类辅助生殖技术的各类医疗机构。

第三条 人类辅助生殖技术的应用应当在医疗机构中进行，以医疗为目的，并符合国家计划生育政策、伦理原则和有关法律规定。禁止以任何形式买卖配子、合子、胚胎。医疗机构和医务人员不得实施任何形式的代孕技术。

第四条 卫生部主管全国人类辅助生殖技术应用的监督管

理工作。县级以上地方人民政府卫生行政部门负责本行政区域内人类辅助生殖技术的日常监督管理。

第二章 审 批

第五条 卫生部根据区域卫生规划、医疗需求和技术条件等实际情况，制订人类辅助生殖技术应用规划。

第六条 申请开展人类辅助生殖技术的医疗机构应当符合下列条件：

（一）具有与开展技术相适应的卫生专业技术人员和其他专业技术人员；

（二）具有与开展技术相适应的技术和设备；

（三）设有医学伦理委员会；

（四）符合卫生部制定的《人类辅助生殖技术规范》的要求。

第七条 申请开展人类辅助生殖技术的医疗机构应当向所在地省、自治区、直辖市人民政府卫生行政部门提交下列文件：

（一）可行性报告；

（二）医疗机构基本情况（包括床位数、科室设置情况、人员情况、设备和技术条件情况等）；

（三）拟开展的人类辅助生殖技术的业务项目和技术条件、

设备条件、技术人员配备情况；

（四）开展人类辅助生殖技术的规章制度；

（五）省级以上卫生行政部门规定提交的其他材料。

第八条　申请开展丈夫精液人工授精技术的医疗机构，由省、自治区、直辖市人民政府卫生行政部门审查批准。省、自治区、直辖市人民政府卫生行政部门收到前条规定的材料后，可以组织有关专家进行论证，并在收到专家论证报告后30个工作日内进行审核，审核同意的，发给批准证书；审核不同意的，书面通知申请单位。

对申请开展供精人工授精和体外受精－胚胎移植技术及其衍生技术的医疗机构，由省、自治区、直辖市人民政府卫生行政部门提出初审意见，卫生部审批。

第九条　卫生部收到省、自治区、直辖市人民政府卫生行政部门的初审意见和材料后，聘请有关专家进行论证，并在收到专家论证报告后45个工作日内进行审核，审核同意的，发给批准证书；审核不同意的，书面通知申请单位。

第十条　批准开展人类辅助生殖技术的医疗机构应当按照《医疗机构管理条例》的有关规定，持省、自治区、直辖市人民政府卫生行政部门或者卫生部的批准证书到核发其医疗机构执业许可证的卫生行政部门办理变更登记手续。

第十一条 人类辅助生殖技术批准证书每 2 年校验一次，校验由原审批机关办理。校验合格的，可以继续开展人类辅助生殖技术；校验不合格的，收回其批准证书。

第三章 实 施

第十二条 人类辅助生殖技术必须在经过批准并进行登记的医疗机构中实施。未经卫生行政部门批准，任何单位和个人不得实施人类辅助生殖技术。

第十三条 实施人类辅助生殖技术应当符合卫生部制定的《人类辅助生殖技术规范》的规定。

第十四条 实施人类辅助生殖技术应当遵循知情同意原则，并签署知情同意书。涉及伦理问题的，应当提交医学伦理委员会讨论。

第十五条 实施供精人工授精和体外受精－胚胎移植技术及其各种衍生技术的医疗机构应当与卫生部批准的人类精子库签订供精协议。严禁私自采精。

医疗机构在实施人类辅助生殖技术时应当索取精子检验合格证明。

第十六条 实施人类辅助生殖技术的医疗机构应当为当事人保密，不得泄漏有关信息。

第十七条 实施人类辅助生殖技术的医疗机构不得进行性别选择。法律法规另有规定的除外。

第十八条 实施人类辅助生殖技术的医疗机构应当建立健全技术档案管理制度。

供精人工授精医疗行为方面的医疗技术档案和法律文书应当永久保存。

第十九条 实施人类辅助生殖技术的医疗机构应当对实施人类辅助生殖技术的人员进行医学业务和伦理学知识的培训。

第二十条 卫生部指定卫生技术评估机构对开展人类辅助生殖技术的医疗机构进行技术质量监测和定期评估。技术评估的主要内容为人类辅助生殖技术的安全性、有效性、经济性和社会影响。监测结果和技术评估报告报医疗机构所在地的省、自治区、直辖市人民政府卫生行政部门和卫生部备案。

第四章 处 罚

第二十一条 违反本办法规定，未经批准擅自开展人类辅助生殖技术的非医疗机构，按照《医疗机构管理条例》第四十四条规定处罚；对有上述违法行为的医疗机构，按照《医疗机构管理条例》第四十七条和《医疗机构管理条例实施细则》第八十条的规定处罚。

第二十二条　开展人类辅助生殖技术的医疗机构违反本办法，有下列行为之一的，由省、自治区、直辖市人民政府卫生行政部门给予警告、3 万元以下罚款，并给予有关责任人行政处分；构成犯罪的，依法追究刑事责任：（一）买卖配子、合子、胚胎的；（二）实施代孕技术的；（三）使用不具有《人类精子库批准证书》机构提供的精子的；（四）擅自进行性别选择的；（五）实施人类辅助生殖技术档案不健全的；（六）经指定技术评估机构检查技术质量不合格的；（七）其他违反本办法规定的行为。

第五章　附　则

第二十三条　本办法颁布前已经开展人类辅助生殖技术的医疗机构，在本办法颁布后 3 个月内向所在地省、自治区、直辖市人民政府卫生行政部门提出申请，省、自治区、直辖市人民政府卫生行政部门和卫生部按照本办法审查，审查同意的，发给批准证书；审查不同意的，不得再开展人类辅助生殖技术服务。

第二十四条 本办法所称人类辅助生殖技术是指运用医学技术和方法对配子、合子、胚胎进行人工操作，以达到受孕目的的技术，分为人工授精和体外受精－胚胎移植技术及其各种衍生技术。

人工授精是指用人工方式将精液注入女性体内以取代性交途径使其妊娠的一种方法。根据精液来源不同，分为丈夫精液人工授精和供精人工授精。体外受精－胚胎移植技术及其各种衍生技术是指从女性体内取出卵子，在器皿内培养后，加入经技术处理的精子，待卵子受精后，继续培养，到形成早早期胚胎时，再转移到子宫内着床，发育成胎儿直至分娩的技术。

第二十五条 本办法自 2001 年 8 月 1 日起实施。

试管婴儿
不孕不育路上的幸运石

　　由于环境污染、生育年龄推迟、生活压力大等一系列原因，不孕不育的人数在不断增加。据报道，不孕不育已经成为当今世界的第三大疾病。

　　本书以简洁明了的语言介绍试管婴儿的发展历史、医院就诊流程以及注意事项，希望能让不育不孕的患者及家属对试管婴儿这一技术有一定的了解，从而更高效地配合医生，帮助读者获得为人父母的权利与幸福。